Klaus Schrage

Flüchtlinge in der Pflege: Problem oder Chance?

Die Integration von syrischen Flüchtlingen als Lösung für den Fachkräftemangel

2016

Bibliografische Information der Deutschen Nationalbibliothek:

Die Deutsche Nationalbibliothek verzeichnet diese Publikation in der Deutschen Nationalbibliografie; detaillierte bibliografische Daten sind im Internet über http://dnb.d-nb.de abrufbar.

Impressum:

Copyright © 2016 Studylab

Ein Imprint der GRIN Verlag, Open Publishing GmbH

Druck und Bindung: Books on Demand GmbH, Norderstedt, Germany

Coverbild: Freepik.com | Flaticon.com | GRIN

Inhaltsverzeichnis

Abkürzungsverzeichnis

a. a. O.	am angegebenen Ort
Abb.	Abbildung
AOK	Allgemeine Ortskrankenkasse
AufenthG	Aufenthaltsgesetz
BA	Bundesagentur für Arbeit
BÄK	Bundesärztekammer
BAMF	Bundesamt für Migration und Flüchtlinge
BIP	Bruttoinlandsprodukt
BMAS	Bundesministerium für Arbeit und Soziales
BMBF	Bundesministerium für Bildung und Forschung
BMFSFJ	Bundesministerium für Gesundheit, Familien, Senioren, Frauen und Jugend
BMFSFJ	Bundesministeriums für Familien, Senioren, Frauen und Jugend
BPtK	Bundespsychotherapeutenkammer
CDU	Christlich Demokratische Union Deutschlands
DGPM	Deutsche Gesellschaft für Psychosomatische Medizin und Ärztliche Psychotherapie
DIMDI	Deutsches Institut für Medizinische Dokumentation und Information
DPWV	Deutscher Paritätischer Wohlfahrtsverband
e. V.	eingetragener Verein
et al.	und andere (lat. „et allii")
EU	Europäische Union
Frontex	Akronym für französisch frontières extériures
GGUA	Gemeinnützige Gesellschaft zur Unterstützung Asylsuchender
IQ	Integration durch Qualifizierung
IS	Islamischer Staat

IW	Institut der deutschen Wirtschaft
MAMBA	Münsters Aktionsprogramm für Migrantinnen und Bleibeberechtigte zur Arbeitsmarktintegration in Münster und im Münsterland
MIK	Ministerium für Inneres und Kommunales des Landes NRW
NBQFG	Novelle des Niedersächsischen Berufsqualifikationsfeststellungsgesetzes
NRW	Nordrhein-Westfalen
OECD	Organisation for Economic Cooperation and Development
PISA	Programme for International Student Assessment
SGB	Sozialgesetzbuch
SPD	Sozialdemokratische Partei Deutschlands
TIMSS	Trends in International Mathematics and Science Study
UNHCR	United Nations High Commission for Refugees
UNICEF	United Nations International Children's Emergency Fund
vgl.	vergleiche
z. B.	zum Beispiel
ZePB	Zentrum für Pflegeforschung und Beratung

Abbildungs- und Tabellenverzeichnis

1 Einleitung

„Eine sinnvolle Arbeit ist für viele der beste Weg, in Deutschland Fuß zu fassen", so äußerte sich Bundesarbeitsministerin *Andrea Nahles* bei einem Informationsbesuch in einer Berliner Klinik im Jahr 2015 (vgl. Die Bundesregierung 2015). Zurzeit bemühen sich Politiker regierender Parteien in Deutschland darum, hochqualifizierten Fachkräften den Zugang zum deutschen Arbeitsmarkt zu erleichtern und sie als Arbeitskräfte für die Zukunft zu gewinnen. Der Bedarf an Pflegenden steigt aufgrund der zunehmend älter werdenden Gesellschaft rasant. In Politik und Gesellschaft diskutiert man, ob aus den vielen derzeit in Deutschland asylsuchenden Menschen aus Ländern wie Syrien, Afghanistan, Eritrea und des Westbalkans Fachpersonal zu gewinnen ist.

Prof. Dr. Zeglin, Pflegewissenschaftlerin aus Dortmund, argumentiert, dass Flüchtlinge eine riesige Chance seien, den Bedarf an Pflegekräften auszugleichen (vgl. Station 24: Positionen). Geht man beispielsweise davon aus, dass von 800.000 Asylsuchenden, mit denen Innenminister *Thomas de Maizière* für 2015 rechnete, nur fünf Prozent einer Beschäftigung in der Pflege nachgingen, seien dies schon 40.000 zusätzliche Pflegekräfte auf dem Arbeitsmarkt (vgl. Teigler 2016: 12).

In Fachkreisen wird diese These jedoch heftig diskutiert: Fachleute aus der Pflegepraxis sehen hinter der Anwerbung von Flüchtlingen eher wirtschaftliche als menschliche Motive (vgl. Station 24: Positionen). Bereits 2011 forderten Experten aus Wissenschaft und Praxis auf dem Symposium *Fachkräftemangel in der Pflege* der *Landesvereinigung für Gesundheit und Akademie für Sozialmedizin in Niedersachsen*, Potenziale der Menschen mit Migrationshintergrund zu nutzen (vgl. Töpfer 2011: 16). Auf dem Symposium wurden außerdem Zahlen des *Instituts für Arbeitsmarkt- und Berufsforschung* veröffentlicht, nach denen auf 100 offene Stellen in der Krankenpflege 80, in der Altenpflege 45 examinierte Arbeitslose kämen.

Wirft man einen Blick auf die genannten Positionen im Diskurs, ergeben sich einige relevante Fragen: Ist es realistisch, in den Flüchtlingen tatsächlich eine Lösung für den vorhandenen Fachkräftemangel in der Pflege zu sehen? Welche Bedingungen müssten erfüllt sein?

Am Beispiel syrischer Flüchtlinge soll gezeigt werden, welche administrativen, organisatorischen, gesellschaftspolitischen und sozialen Herausforderungen im Gesundheitswesen zu bewältigen sind, wenn diese in der professionellen Pflege eingesetzt werden sollen. Welche Probleme und welche Chancen sind erkennbar? Welche sprachlichen und psychischen Voraussetzungen, welche fachlichen Qualifikationen werden aktuell erwartet? Die gegensätzlichen Positionen dieses Diskurses sollen herausgearbeitet werden, insbesondere am Beispiel der Diskussion um die Aufnahme syrischer Flüchtlinge (Abschnitt 2).

Anschließend werden administrative Voraussetzungen betrachtet (Abschnitt 3). Anhand von Statistiken wird ein Überblick über Flüchtlingszahlen in Deutschland verschafft und der Status der Flüchtlinge untersucht. Danach erfolgt eine Analyse des Bildungshintergrundes syrischer Flüchtlinge. Im Anschluss daran werden arbeitsrechtliche Voraussetzungen von Flüchtlingen in Deutschland erläutert und Möglichkeiten der Anerkennung beruflicher Qualifikationen, betriebliche Ausbildungsmöglichkeiten und Praktikumsangebote überprüft. Zum Schluss des Kapitels erfolgt eine Darstellung der Reform der Pflegeausbildung. Um den Hintergrund besser einordnen zu können, sollen biografische Spuren der Flüchtlinge, das Gesundheitswesen in Syrien, sowie die religiösen Überzeugungen von Syrern untersucht werden (Abschnitt 4). Des Weiteren werden die psychischen Auswirkungen von Kriegs- und Fluchterfahrungen, und damit die berufliche Eignung von Flüchtlingen untersucht. Demgegenüber werden auch Chancen herausgearbeitet, die ein interkultureller Einsatz syrischen Flüchtlinge in einer kultursensiblen Pflege eröffnen (Abschnitt 7). Es werden Erkenntnisse aus qualitativen Studien kritisch reflektiert, deren Forschungsinteresse sich explizit auf den Einfluss von Multikulturalität auf das Team bzw. deren Kommunikation richtet. Es erfolgt eine Analyse der Geschlechterrollen und – Verhältnisse und des zukünftigen Bedarfs an professionellen Pflegekräften.

Im letzten Abschnitt werden ein Fazit gezogen und mögliche Perspektiven für die Integration syrischer Flüchtlinge in professionelle Pflegeberufe aufgezeigt.

2 Diskussionsanalyse

Um die Kontroverse in der Diskussion um Integration von Flüchtlingen in die Pflege zu verdeutlichen, sollen an dieser Stelle die unterschiedlichen Meinungen aus Politik und Gesellschaft vorgestellt werden.

2.1 Interview

Im Rahmen dieser Diskussion führte ich am 11.03.2016 ein Interview mit Herrn *Christoph Strässer* (ehemaliger Menschenrechtsbeauftragter der Bundesregierung) und Herrn *Volker Maria Hügel* (Vorstand *Pro Asyl* und Referent bei der *GGUA Flüchtlingshilfe e. V.*) durch. Das Thema der Veranstaltung war: *„In Paragraphen gegossene gruppenbezogene Menschenfeindlichkeit. – Systematische Entrechtung: Die gesetzlich normierte Ausgrenzung von Schutzsuchenden aus den sogenannten „sicheren Herkunftsstaaten" im Rahmen der Internationalen Woche gegen Rassismus.*

Veranstalter war die *Gemeinnützige Gesellschaft zur Unterstützung Asylsuchender e. V.* (*GGUA Flüchtlingshilfe*, Mitglied im *DPWV*) unter Vorsitz von *Claudius Voigt*. Die Gesellschaft führt das *„Projekt Q"* – *Büro für Qualifizierung der Flüchtlings- und Migrationsberatung in Münster* durch. Das *„Projekt Q"* wird gefördert aus Mitteln des *Bundesministeriums für Familien, Senioren, Frauen und Jugend (BMFSFJ)* sowie des *Ministeriums für Inneres und Kommunales des Landes NRW (MIK)*. Das *„Projekt Q"* ist Teilprojekt im *IQ Netzwerk Niedersachsen*. Das Förderprogramm „Integration durch Qualifizierung (IQ)" wird durch das *Bundesministerium für Arbeit und Soziales (BMAS)* gefördert, in Kooperation mit dem *Bundesministerium für Bildung und Forschung (BMBF)* sowie der *Bundesagentur für Arbeit (BA)*.

Interviewfrage:

„Es wird speziell von der Bundesregierung ein Programm durchgeführt, das Flüchtlinge in die Pflege integrieren soll. Dieses Projekt soll dem Fachkräftemangel in Deutschland entgegenwirken. Wie denken die Parteien bzw. Politiker darüber? Führen die Flüchtlinge nicht so eine Art Lückenbüßerfunktion aus, wie damals die vietnamesischen Flüchtlinge, die ebenfalls als Pflegepersonal eingesetzt wurden? Nutzt man da nicht das Elend von Flüchtlingen aus? Oder wie denkt die Politik darüber, Herr Strässer,–und auch an sie die Frage, Herr Hügel,–da Sie möglicherweise auch mit der Integration von Flüchtlingen in den Berufsalltag Erfahrung haben?

Antwort Herr *Christoph Strässer*:

„Also die erste Frage, die ich mir hier stelle ist,–ich kenne das Programm im Einzelnen nicht. Ich finde es aber wichtig und gut, dass man auch für konkrete Gruppen von Flüchtlingen Angebote macht, zur Integration auf dem Arbeitsmarkt. Das ist doch der Punkt, wo wir alle sagen,...wenn es gelingen kann, über Fragen und andere Dinge, dann macht es doch auch Sinn...., ob das jetzt ein Vorteil für unsere Gesellschaft ist oder nicht, ist für mich, ich sag's Ihnen, ziemlich egal. Ich orientiere nicht die Frage von Integration und von Arbeitsmarktzugang, an der Frage von Nützlichkeit von Menschen, sondern wenn sie da sind, und nicht einen Anspruch haben, und hier bleiben wollen, und sich hier auch in den Arbeitsmarkt integrieren lassen, warum soll man das nicht tun? Also, wie gesagt, das Programm im Einzelnen kenne ich nicht, ich weiß aber, dass es dreißig, vierzig unterschiedliche Arbeitsmarktprogramme gibt, die alle irgendwo einen Sinn haben. Ich weiß auch, dass Andrea Nahles beispielsweise mal das Konzept gemacht hat, wir machen für Balkanstaaten Angebote auf unbürokratische Art und Weise,– Arbeitsintegration in Anzahl von ein paar hunderttausend. Alles das sind Dinge, die jetzt auch nicht entschuldbar sind und bei der Koalition ganz schnell gecancelt wurden. Ich bin aber nach wie vor der Meinung, und das weiß ich auch, dass man sich da vielleicht in einen Widerspruch setzt,–dass man diese Frage der Migration, auch die der Arbeitsmigration, dass man das nicht gegeneinander ausspielen sollte. Das ist aber eben auch,–.und das finde ich, ist auch eine Geschichte, die läuft auch schon seit dreißig Jahren, seit Rita Süssmuth und Anderen, dass wir auch eine vernünftige andere Zugangsregelung auch in den Arbeitsmarkt brauchen, als die, die wir die gegenwärtig haben. Das heißt das Stichwort „Zuwanderungsgesetz"...wie gesagt das war 'ne CDU-Ministerin die das gebracht hat, und die ist dann in dieser Koalition an Helmut Kohl und Anderen gescheitert. Also ich halte das nicht per se für schlecht...wie gesagt, die einzelnen Programme, die kenne ich nicht alle."

Antwort *Volker Maria Hügel*:

„Arbeitsintegrationsprogramme finde ich gut. Aber wenn ich sehe, dass aus diesen Arbeitsintegrationsprogrammen bestimmte Personenkreise im Vorhinein ausgehebelt werden, dann habe ich natürlich für diesen Personenkreis, weiß ich, alle guten Ideen. Heißt auch, ich sag' damit auch, ok - die Roma brauchen gar nichts,–die brauchen sowieso nichts. Das finde ich, ist das Fatale dabei und ich bin froh, dass es hier in Münster das Netzwerk „MAMBA" gibt.....vielen Dank übrigens, für die Unterstützung, ja ich weiß Christoph, ohne euch hätte das alles nicht geklappt. Ich sag ja auch immer gerne danke bei jeden, der Flüchtlingsar-

belt unterstützt, aber ich erwarte dann aber auch eben eine klare Stellungnahme. Ich war sehr dankbar über Deine, aber von der SPD, - schon von allen größeren Parteien sowieso, war ich oft genug enttäuscht."

2.2 *Herman Gröhe*, Bundesgesundheitsminister

„Ein Mangelberuf ist eine Integrationschance" rief Bundesgesundheitsminister bei einer Rede auf dem Gesundheitskongress des Westens seinen Zuhörern entgegen. Seiner Meinung nach, gebe es im Gesundheitswesen einen wachsenden Bedarf an Arbeitskräften und deshalb bedürfe es einer *„Fülle von Maßnahmen"* (vgl. Station 24: Blickpunkt Berlin).

2.3 *Detlef Scheele*, Bundesagentur für Arbeit (BA)

Detlef Scheele, Vorstand der Bundesagentur für Arbeit hofft möglichst viele hier verweilende, aber bisher nicht erwerbstätige Migranten für den Einsatz in der Altenpflege gewinnen zu können. *„Allein aus der einheimischen Bevölkerung sei der Bedarf an Pflegekräften nicht zu decken"*, zitiert ihn *die Welt* (Die Welt 2016).

2.4 *Jürgen Graalmann*, Deutscher Pflegealltag

Der Sprecher des Deutschen Pflegealltags und Ex-AOK-Vorstandsvorsitzender, *Jürgen Graalmann*, hält Integration von Flüchtlingen in der Pflege für eine Möglichkeit, Defizite an Fachpersonal auszugleichen. Er sagt: *„Gerade jetzt sei ein guter Zeitpunkt, das schlummernde Potenzial im Kreis der Migranten zu entdecken und ausbildungsbereite Menschen zu identifizieren"* (Graalmann 2016).

2.5 *Dr. Michael Zaddach*, Fachjournalist

Dr. Michael Zaddach, Fachjournalist für Gesundheits- und Pflegepolitik kontert diesbezüglich in einem Artikel in der Zeitschrift *Die Schwester Der Pfleger*: *„Hier dürften all diejenigen ungläubig den Kopf schütteln, die sich tagtäglich mit der Neuaufnahme, der Registrierung, der Verteilung und Erstversorgung von Flüchtlingen beschäftigen. Eine Erforschung beruflicher Vorbildung mit nachfolgenden Beschäftigungsangeboten wäre zu diesem Zeitpunkt der fünfte Schritt vor dem ersten, geht es doch zunächst um die geordnete Aufarbeitung bei der Erfassung von über einer Million Neuankömmlingen allein im letzten Jahr, um deren Bleibeperspektive, ihre Verteilung und Unterbringung im gesamten Land, um Spracherwerb und die Vermittlung grundlegender Kenntnisse über eine denkbare neue Heimat. Erst dann ist Graalmanns Vorstellung unter der*

Voraussetzung von Eignung und Bereitschaft entsprechender Personen durchaus sinnvoll und nützlich" (vgl. Station24 2016: Blickpunkt Berlin).

2.6 *Cornelia Rundt*, niedersächsische Sozialministerin

Cornelia Rundt, niedersächsische Sozialministerin ist der Ansicht, dass *„Integration Teilhabe am Arbeitsmarkt"* bedeute, als sie die Novelle des Niedersächsischen Berufsqualifikationsfeststellungsgesetzes (NBQFG) ankündigte (vgl. Station 24: Blickpunkt Berlin).

2.7 *Reint Gropp*, Institut für Wirtschaftsforschung Halle

Reint Gropp, Präsident des Instituts für Wirtschaftsforschung Halle erklärte in der *Mitteldeutschen Zeitung*: *„Flüchtlinge sind ein Glücksfall....Wir haben jetzt noch zehn bis 15 Jahre Zeit, die Flüchtlinge von heute als Facharbeiter von morgen auszubilden"* (Mitteldeutsche Zeitung 2016).

2.8 *Marco Hahn*, Paolo Freie Berufsfachschule Berlin

Marco Hahn, Schulleiter der *Paolo Freie Berufsschule in Berlin*, die im Februar 2016 unter Mitwirkung der Klinik- und Pflegegesellschaft *Vivantes*, 20 Flüchtlingen eine Ausbildung zum *„Sozialassistenten mit Schwerpunkt Pflege"* ermöglicht hat, vertritt folgende Ansicht: *„Die Flüchtlinge bringen unterschiedliche Erfahrungen und Kulturen mit, durch die sie uns und ihre pflegerische Tätigkeit bereichern"* (vgl. Station24 2016: Blickpunkt Berlin).

2.9 Wordcloud

Zunächst versuchen wir die in den Abschnitten 2.1 bis 2.8 geäußerten Stellungnahmen mit Hilfe der Wordcloud-Methode zu visualisieren. Dazu wurden sämtliche Zitate und die beiden Interviews wörtlich herausgeschrieben und in einem Textblock zusammengefasst. Der daraus entstandene „Wortblock" wurde anschließend in das Wordcloud-Programm *„Wordsalad"* von Apple™ hineinkopiert und anschließend graphisch in einer *Wordcloud* visualisiert. Häufig verwendete Begriffe bzw. prägnante Wörter in den Stellungnahmen werden mit Hilfe des Programmes visuell hervorgehoben. Diese Schlagwörter sind meinungsbildend, haben großen Einfluss auf Politik und Gesellschaft.

Zu den am häufigsten genannten Argumenten, syrische Flüchtlinge in professionelle Pflegeberufe zu integrieren, zählt das Argument *„Bedarf am Arbeitsmarkt"*. In diesem Zusammenhang werden Begriffe, wie „Facharbeiter", „Mangelberuf", „bereichern", „Glücksfall", „schlummerndes Potential" und „Nützlichkeit" genannt. Andere hingegen, wie z. B. Herr *Strässer* und Herr *Hügel*, orientieren nicht die Frage von Integration und Arbeitsmarktzugang an der Frage von Nützlichkeit von Menschen, sondern als selbstverständliches Menschenrecht. Arbeitsintegrationsprogramme werden von beiden Lagern als erforderlich gesehen. Allerdings kritisiert Herr Hügel, dass sich Programme der Regierung nur auf bestimmte Personengruppen (hier z. B. syrische Flüchtlinge) beziehen, andere Asylsuchende, wie z. B. Roma unberücksichtigt lassen. Herr Strässer hält ein *Zuwanderungsgesetz* für dringend erforderlich, das den Zugang zum Arbeitsmarkt regelt. In der Wordcloud werden auch die Begriffe „Integration", „Integrationschance" und „Bleibeperspektive" hervorgehoben. *Cornelia Rundt* sagt, dass *„Integration Teilhabe am Arbeitsmarkt"* bedeute. Es fallen aber auch Schlagwörter wie „Vorbildung", „Spracherwerb", „geordnete Aufarbeitung", „Erstversorgung", „berufliche Kenntnisse", „anspruchsvolle Tätigkeit", „unterschiedliche Erfahrungen und Kulturen". Es soll noch auf einzelne Aspekte, welche aus diesen Schlagwörtern resultieren, eingegangen werden.

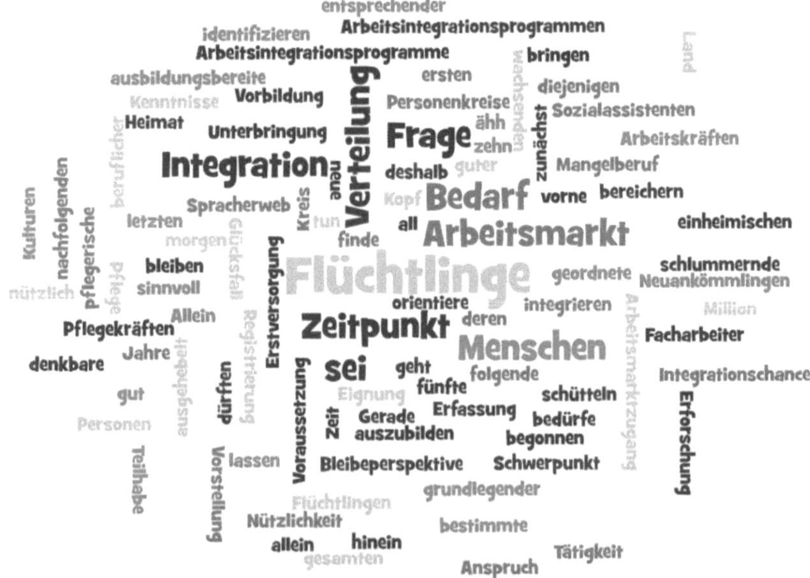

Abb. 1:   Wordcloud (Quelle: Eigene Darstellung).

3 Administrative Voraussetzungen

Zur Integration syrischer Flüchtlinge in professionelle Pflegeberufe sind verschiedenste administrative Voraussetzungen zu erfüllen. Der Bildungshintergrund der Flüchtlinge, das Anerkennungsverfahren als Flüchtling, der Zugang zum deutschen Arbeitsmarkt, die Aufenthaltserlaubnis und berufliche Anforderungen sind zu berücksichtigen.

3.1 Statistik

Seit 2011 herrscht in Syrien Bürgerkrieg. Laut UNHCR haben rund 4,8 Millionen Menschen das Land verlassen (vgl. Mediendienst Integration, 2016). 2015 haben ca. 159.000 syrische Staatsangehörige in Deutschland einen Asylantrag bzw. Erstantrag gestellt (vgl. Mediendienst Integration a. a. O.). Weitere 12.000 Flüchtlinge mit „ungeklärter Staatsangehörigkeit", – darunter auch *Kurden* und *Palästinenser* aus Syrien, stellten ebenfalls einen Asylantrag (vgl. BAMF, Asylgeschäftsstatistik, Dezember 2015, S.2). Die syrische Flüchtlingsgruppe ist die stärkste Gruppe unter den Flüchtlingen in Deutschland (siehe Abb. 2). In den ersten drei Monaten diesen Jahres waren sie immer noch stärkste Gruppe unter allen nach Deutschland eingereisten Flüchtlingen (siehe Abb. 3).

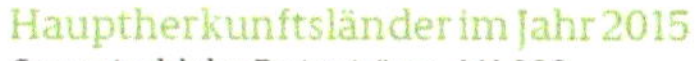

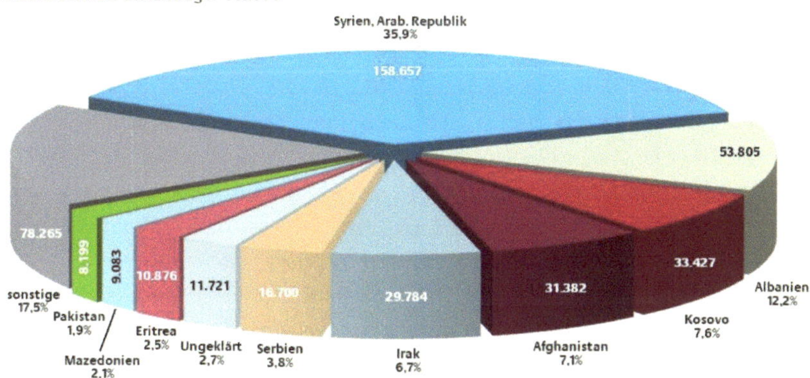

Bei den Top-Ten-Ländern im Jahr 2015 steht an erster Stelle Syrien mit einem Anteil von 35,9 %. Den zweiten Platz nimmt Albanien mit einem Anteil von 12,2 % ein. Danach folgt der Kosovo mit 7,6 %. Damit entfällt mehr als die Hälfte (55,6 %) aller seit Januar 2015 gestellten Erstanträge auf die ersten drei Herkunftsländer.

Abb. 2: Hauptherkunftsländer der Asylantragsteller im Jahr 2015 (Quelle: BAMF, Aktuelle Zahlen zu Asyl, Ausgabe: Dezember 2015, S. 8).

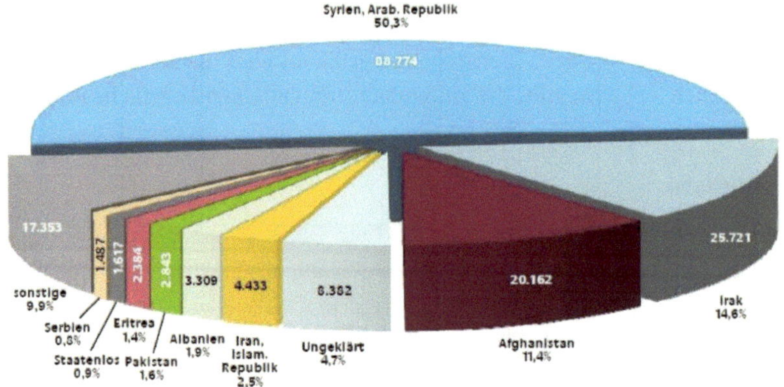

Bei den Top-Ten-Ländern im Zeitraum Januar – März 2016 steht an erster Stelle Syrien mit einem Anteil von 50,3 %. Den zweiten Platz nimmt der Irak mit einem Anteil von 14,6 % ein. Danach folgt Afghanistan mit 11,4 %. Damit entfallen mehr als drei Viertel (76,3 %) aller seit Januar 2016 gestellten Erstanträge auf die ersten drei Herkunftsländer.

Abb. 3: Hauptherkunftsländer der Asylantragsteller im Zeitraum Januar – März 2016 (Quelle: BAMF, Aktuelle Zahlen zu Asyl, Ausgabe : März 2016, S. 8).

„Im ersten Quartal 2016 wurden beim Bundesamt für Migration und Flüchtlinge insgesamt 181.405 Asylanträge gestellt. Dies bedeutet einen Anstieg um 112,4 Prozent gegenüber dem ersten Quartal 2015 (BAMF, Bundespressekonferenz: Vorstellung der Asylzahlen März). Das Bundesamt für Migration und Flüchtlinge (BAMF) hat im ersten Quartal 2016 über die Anträge von 150.233 Personen (Vorjahresquartal: 58.046 Entscheidungen) entschieden. Das entspricht einer Steigerung der Entscheidungen zum I. Quartal 2015 von 158,8 Prozent. 92.577 Personen erhielten die Rechtsstellung eines Flüchtlings nach der Genfer Flüchtlingskonvention. Zudem erhielten 1.335 Personen (0,9 Prozent) subsidiären Schutz, 870 Personen (0,6 Prozent) Abschiebungsschutz“ (vgl. BAMF a. a. O.).

Die **Erst- und Folgeanträge** verteilten sich bei den Hauptherkunftsländern von Januar bis März 2016 wie folgt:

Asylanträge	davon:		
		Erstanträge	Folgeanträge
Gesamt	181.405	176.465	4.940
davon:			
Syrien	89.292	88.774	518
Irak	25.942	25.721	221
Afghanistan	20.257	20.162	95
Ungeklärt	8.468	8.382	86
Iran	4.504	4.433	71
Albanien	3.679	3.309	370
Pakistan	2.907	2.843	64
Serbien	2.650	1.487	1.163
Eritrea	2.422	2.384	38
Staatenlos	1.632	1.617	15

Ende März 2016 lag die Zahl der noch nicht entschiedenen Anträge bei 409.113, davon 386.190 als Erstanträge und 22.923 als Folgeanträge (Vormonat 393.155 anhängige Verfahren; zum 30. März 2015: 199.831 anhängige Verfahren.)

Tab. 1:   Erst- und Folgeanträge (Quelle: BAMF, Bundespressekonferenz: Vorstellung der Asylzahlen März , Datum 08.04.2016).

Seit Verschärfung der Krise werden keine Flüchtlinge mehr nach Syrien abgeschoben. Nach Angaben des Bundesinnenministeriums sind insgesamt zwischen den Jahren 2011 und 2014 ca. 100.000 syrische Staatsangehörige nach Deutschland eingereist (vgl. Deutscher Bundestag 2015, Drucksache 18/5799, S. 3). Es wurden nur wenige tausend syrische Flüchtlinge, die in den UNHCR-Aufnahmelagern im Libanon provisorisch untergebracht waren, mit Flugzeugen nach Deutschland gebracht, meist erreichten sie Europa auf eigene Kosten mit Hilfe von Schleuserorganisationen. Die meisten Flüchtlinge, die derzeit nach Angaben der Grenzschutz-Agentur *Frontex* an Europas Außengrenzen aufgegriffen werden, sind Syrer (vgl. Frontex 2015: 6). Zwischen Januar und September 2015 wurden von *Frontex* 377.000 syrische Staatsangehörige registriert (vgl. Frontex 2015: 23). Für die *syrischen Flüchtlinge* gilt nach Erklärung des Bundesinnenministeriums vom November 2015 laut Medienberichten die *Dublin-*

Verordnung, wie für alle übrigen Flüchtlinge (vgl. tagesschau.de, 2015, Wieder Dublin-Verfahren für Syrer). Seit 1. Januar 2014 regelt die *Dublin-III-Verordnung,* welcher Mitgliedsstaat für die Prüfung des Asylantrags eines Flüchtlings zuständig ist. Demnach ist in der Regel immer der erste Mitgliedsstaat zuständig, über den die EU betreten wurde (vgl. EU-Lex 2013). Das bedeutet, dass sie in die EU-Staaten zurückgeschickt werden, über die sie eingereist sind. Dort müssen sie auch ihren Asylantrag stellen. Im Zeitraum von August bis Oktober 2015 wurde die Dublin-Prüfung für syrische Flüchtlinge faktisch ausgesetzt. Das *Dublin-Verfahren* ist in der Praxis obsolet (vgl. PRO ASYL 2015). Wie Zahlen des Bundesamtes für Migration und Flüchtlinge (BAMF) belegen, gibt es kaum Rücküberstellungen (vgl. Deutscher Bundestag 2015, Drucksache 18/6860, S.40).

| 3. Quartal 2015 | Überstellungen | |
Herkunftsländer	absolut	in Prozent
gesamt	835	
darunter:		
Russische Föderation	72	8,6
Syrien	57	6,8
Georgien	43	5,1
Afghanistan	42	5
Algerien	42	5
Ukraine	42	5
Somalia	39	4,7
Gambia	38	4,6
Pakistan	36	4,3
Eritrea	32	3,8
Marokko	25	3
Nigeria	22	2,6
Serbien	22	2,6
Kosovo	21	2,5
Irak	19	2,3

Tab. 2: Anzahl der Überstellungen (Quelle Deutscher Bundestag, Bundestags-Drucksache 18/6860, S. 40).

Es kamen aber auch Syrer aus Krisengebieten, die auf Beschluss der Bundesregierung per *Kontingent* aufgenommen wurden. Es wurden inzwischen innerhalb von zwei Jahren vier Aufnahmeprogramme gestartet:

- März 2013, 5000 Flüchtlinge aus syrischen Bürgerkriegsgebieten (vgl. Die Bundesregierung, Anordnung des Bundesministeriums des Innern vom 30. Mai 2013).

- Dezember 2013, 5.000 syrische Menschen mit Verwandten in Deutschland (vgl. Die Bundesregierung, Anordnung des Bundesministeriums des Innern vom 23. Dezember 2013).

- Juni 2014, weitere 10.000 Kriegsflüchtlinge (vgl. Bundesministerium des Innern 2014, Nachrichten).

- Oktober 2015, 1.600 *Kontingent-Flüchtlinge* im Rahmen eines europäischen *„Resettlement"-Programms* (vgl. Mediendienst Integration 2015, EU-Asylpolitik).

Neben diesen Kontingenten haben 15 Bundesländer eigene humanitäre Aufnahmeprojekte gestartet, in deren Rahmen weitere Visa erteilt wurden. Im Rahmen der drei oben genannten Aufnahmeanordnungen wurden ca. 20.000 Visa erteilt. In den 15 Bundesländern wurden laut Angaben des Bundesinnenministeriums 16.000 Visa und Zustimmungen zur Einreise erteilt (vgl. Mediendienst Integration 2016). Außerdem wurden von Syrern bis Januar 2015 insgesamt 76.000 Aufnahmeanträge für Verwandte aus dem Kriegsgebiet gestellt (vgl. Deutscher Bundestag 2014: 1).

Mittlerweile ist die Bundesaufnahme beendet, einige Aufnahmeprogramme der Bundesländer laufen noch. Insgesamt sind die Chancen, syrische Flüchtlinge legal nach Deutschland zu holen, eng begrenzt. Aktuell laufen noch einige Länderaufnahmeprogramme, u. a. in Hamburg, Schleswig Holstein, Brandenburg.

3.2 Status der Flüchtlinge

Die syrischen Menschen, die nach Deutschland gekommen sind, sind sogenannte *Kontingentflüchtlinge*, meist wird aber heute von *Flüchtlingen* gesprochen, die in festgelegter Anzahl aus humanitären Gründen aufgenommen werden und nicht das Asylverfahren durchlaufen (vgl. Mediendienst Integration 2016). Laut Anordnung des Bundes-Innenministerium genießen sie vorübergehenden Schutz in Deutschland. Dieser beläuft sich gemäß § 23 Absatz 2 *AufenthG* auf eine Dauer von zwei Jahren. Die Aufnahme erfolgt grundsätzlich für den gesamten Zeitraum des Konfliktes, und kann unter Umständen verlängert werden. Die aufgenommenen Flüchtlinge dürfen eine Erwerbstätigkeit ausüben und haben einen Anspruch auf einen Integrationskurs und auf Leistungen nach dem Sozialgesetzbuch (SGB II und SGB XII), sofern kein bereits in Deutschland lebender

Verwandter für die Lebenshaltungskosten aufkommen kann (vgl. Mediendienst Integration, Syrische Flüchtlinge a. a. O.).

Fördern und Fordern - das ist das Motto der Bundesregierung für ihr *Integrationsgesetz*, welches auf der *Klausurtagung der Regierung* am 24. Mai 2016 in *Merseberg* beschlossen wurde und am 9. Juli 2016 im Bundestag und Bundesrat verabschiedet wurde. Asylbewerber sollen demnach künftig schneller in Integrationskursen und auf dem Arbeitsmarkt unterkommen. Verweigern Flüchtlinge bestimmte Integrationsmaßnahmen, drohen ihnen Strafen. Grundsätzlich wird die Aufenthaltserlaubnis stärker als vorher an Voraussetzungen geknüpft. Folgende Regelungen umfasst das Gesetzt (vgl. Steinmetz 2016).

- Für Asylbewerber sollen mit Bundesmitteln *mehr Jobs* geschaffen werden. Gleichzeitig sollen rechtliche Hürden abgebaut werden, um Asylbewerber in den Arbeitsmarkt zu integrieren. Dazu zählt eine *Lockerung der sogenannten Vorrangprüfung*, wonach bei einem Jobangebot erst geprüft werden muss, ob die Stelle auch mit einem deutschen Bewerber oder EU-Bürger besetzt werden kann.

- Asylbewerber, die in Deutschland eine qualifizierte Berufsausbildung finden, werden während der gesamten Dauer geduldet. Weder sie noch die Betriebe müssen also eine Abschiebung während dieser Zeit fürchten. Außerdem gilt der Status der Duldung noch bis zu einem halben Jahr nach der Ausbildung weiter, um dem Absolventen die Möglichkeit zu geben, in Deutschland einen Job zu finden.

- Für Asylbewerber, die Leistungen beziehen, sollen schon vor Ende ihres Asylverfahrens *Integrationskurse verpflichtend* sein, wenn sie von einer Behörde dazu aufgefordert werden. Das soll auch für diejenigen gelten, die sich bereits gut auf Deutsch verständigen können, Statistiken zeigen, dass die meisten Teilnehmer Integrationskurse freiwillig besuchen. Das Recht an den Kursen teilzunehmen, soll nun aber schon nach einem Jahr statt wie bisher nach zwei Jahren erlöschen.

- Sollten sich Asylbewerber den vorgeschriebenen Integrationsmaßnahmen entziehen, sollen sie künftig dafür bestraft werden können. Im Gesetzentwurf ist von einer *"Verpflichtung mit leistungsrechtlichen Konsequenzen"* die Rede. Sie sieht in dem Fall einer Weigerung eine Kürzung der Leistungen vor.

- Derzeit erhalten anerkannte Flüchtlinge nach drei Jahren eine *unbefristete Aufenthaltserlaubnis,* wenn sich die Situation in ihrem Herkunftsland nicht grundlegend geändert hat. Künftig soll das nur unter bestimmten Voraussetzungen möglich sein. Dazu gehören das Beherrschen der deutschen Sprache auf hohem Niveau und ein weitgehend gesicherter Lebensunterhalt. Das bedeutet nicht, dass anerkannte Flüchtlinge, die kein Deutsch können, wieder ausgewiesen werden. Ihr Aufenthaltstitel könnte dann aber befristet bleiben.

- Schon zuvor umstritten war auch die geplante *Wohnsitzregelung.* Demnach sollen die Länder entscheiden können, in welchem Ort oder welcher Stadt die Asylbewerber untergebracht werden. Gleichzeitig haben sie dem Entwurf zufolge auch die Möglichkeit, eine *Zuzugssperre* zu verhängen, etwa um Gettobildung zu vermeiden.

3.3 Bildungshintergrund syrischer Flüchtlinge

Zur beruflichen Integration ist Schulbildung entscheidend. Der Hauptanteil der syrischen Flüchtlinge hat zumindest eine Grundschule besucht und verfügt über Grundkenntnisse im Lesen und Schreiben des *Arabischen* (vgl. Davis/Alchukr 2014: 4). Vor dem Bürgerkrieg in Syrien waren 72 % der Syrer im Alter der Sekundarstufe an einer Schule eingeschrieben (vgl. Davis/Alchukr a. a. O.). Bei einer vom Bundesamt für Migration und Flüchtlinge (BAMF) 2014 durchgeführten Studie, schnitten die syrischen Befragten relativ am besten ab, was den Anteil der schulisch gering oder gar nicht Qualifizierten angeht (vgl. Worbs/Bund 2016: 4).

Herkunftsland	Keine Schule besucht	Bis zu 4 Jahre	5 bis 9 Jahre	10 bis 14 Jahre	15 Jahre oder mehr	Sonstige/Keine Angabe	Gesamt
Afghanistan	18,3	7,1	20,7	48,9	2,8	2,2	100,0
Irak	25,9	10,5	30,9	25,7	3,5	3,5	100,0
Syrien	16,1	6,6	28,9	41,5	4,3	2,6	100,0
Alle sechs HKL	16,4	6,9	22,7	47,9	3,5	2,6	100,0

Quelle: BAMF-Flüchtlingsstudie 2014, n=2.403, gewichtet.
Basis: Befragte mit vorhandenen, plausiblen Angaben zum Schulbesuch (siehe Box 2).

Tab. 3: Dauer des Schulbesuchs nach ausgewählten Herkunftsländern [in Prozent] (Quelle: WORBS/BUND 2016: 4).

Das *Institut der deutschen Wirtschaft* hat das syrische Bildungssystem untersucht. Da noch keine repräsentativen Daten über die Qualifikation der Flüchtlinge in Deutschland vorliegen, gibt ein Blick auf die Bildungsstruktur in Syrien vor dem Krieg gute Anhaltspunkte (vgl. von Radetzky/Stoewe 2016: 1). Nach dieser Studie betrug die Analphabetenrate in Syrien im Jahr 2011 bei ca. 15 Prozent, bei den 15- bis 25-Jährigen sogar bei nur 3,5 Prozent. Da Syrien nie an dem internationalen Bildungsvergleich *PISA* teilgenommen hat, lässt sich die Anzahl funktionaler Analphabeten, –das sind nach OECD Personen, die nur sehr eingeschränkt lesen und schreiben können, nicht ermitteln (vgl. von Radetzky/Stoewe a. a. O.). Jedoch hat Syrien an der Studie *TIMSS 2011* teilgenommen, bei der die mathematischen Fähigkeiten von Schülern getestet wurden. Bei dieser Studie belegte Syrien Platz 39 von 42 teilnehmenden Staaten, was als schlechtes Ergebnis zu bewerten ist (vgl. Radetzky/Stoewe a. a. O.). Die Einschulungsquote lag 2011 bei 97 Prozent eines Altersjahrgangs. Die sechsjährige Schulpflicht wurde 2002 auf neun Jahre erhöht, weil die Regierung die damals noch höhere Analphabetenrate senken wollte (vgl. Radetzky/Stoewe a. a. O.).

In den Curricula der syrischen Schulen ist das Erlernen lateinischer Buchstaben fester Bestandteil, weil Englisch und Französisch unterrichtet werden (vgl. Radetzky/Stoewe a. a. O.). Der IW-Kurzbericht zitiert auch Informationen der *Zentralstelle für ausländisches Bildungswesen*, nach der syrische Bildungsabschlüsse nach Klasse 12 zu einem direkten oder fachgebundenen Hochschulzugang in Deutschland führen können. *„Dieser Zugang ist von zwei Punkten abhängig: Zum Einen vom Schwerpunkt der Schulbildung – der mathematisch-naturwissenschaftliche Zweig der syrischen Mittelschule wird insgesamt höher eingestuft als der literarisch-geisteswissenschaftliche; zum Anderen von den erzielten Leistungen der Schüler. Diese müssen mindestens bei 60 von 100 Punkten nach der syrischen Notengebung liegen. Der Abschluss eines vierjährigen Bachelors oder höheren Studienabschlusses in Syrien führt in jedem Fall zu einem Hochschulzugang in Deutschland. Interessant ist in diesem Zusammenhang auch, dass die syrischen Staatsausgaben vor dem Krieg im Bereich Bildung verhältnismäßig hoch waren: Im Jahr 2011 machten die Bildungsausgaben 5,1 Prozent des syrischen BIP aus – anteilig genauso viel wie in Deutschland“* (vgl. Radetzky/Stoewe a. a. O.). Allerdings hat der Krieg sehr negative Konsequenzen für das Schulsystem Syriens. Das *Cultural Orientation Resource Center* zitiert in ihrer bereits oben genannten Veröffentlichung Berichte von UNICEF aus dem Jahr 2013, nach denen viele Schulen stark beschädigt worden waren oder von bewaffneten Gruppen und vertriebenen Schutzsuchenden genutzt wurden. Die Anzahl der Schüler sei in manchen Gegenden sogar auf bis zu 6 Prozent zurückgegangen. Als Ursachen des Rückgangs wurden die unsichere Lage, der Mangel an Lehrkräften und Lehrmitteln und beschädigte Gebäude benannt (vgl. Davis/Alchukr 2014: 3).

In der Studie des *Instituts der deutschen Wirtschaft* heißt es weiter, dass sich 22 Prozent der Sekundarschüler aus dem Jahr 2011 für den Besuch einer Technischen Sekundarschule entschieden. Dort fand die dreijährige, staatlich regulierte Berufsausbildung in 20 verschieden technischen, handwerklichen und landwirtschaftlichen Berufen statt. Außerdem gab es viele private Bildungsangebote an Instituten, die staatlich beauftragt waren. Viele Jugendliche erlangen Berufskompetenzen durch „*Learning by doing*", wenn sie in Betrieben als ungelernte Kräfte tätig sind. Diese Tatsache kann man als informelle betriebliche Berufsausbildung bewerten (vgl. Radetzky/Stoewe a. a. O.). Nach der BAMF- Flüchtlingsstudie 2014 haben 57,5 Prozent der syrischen Flüchtlinge in Deutschland keine Berufsausbildung oder Studium. 42,5 Prozent haben eine Berufsausbildung oder ein Studium abgeschlossen, laufend oder abgebrochen (siehe Abb.4).

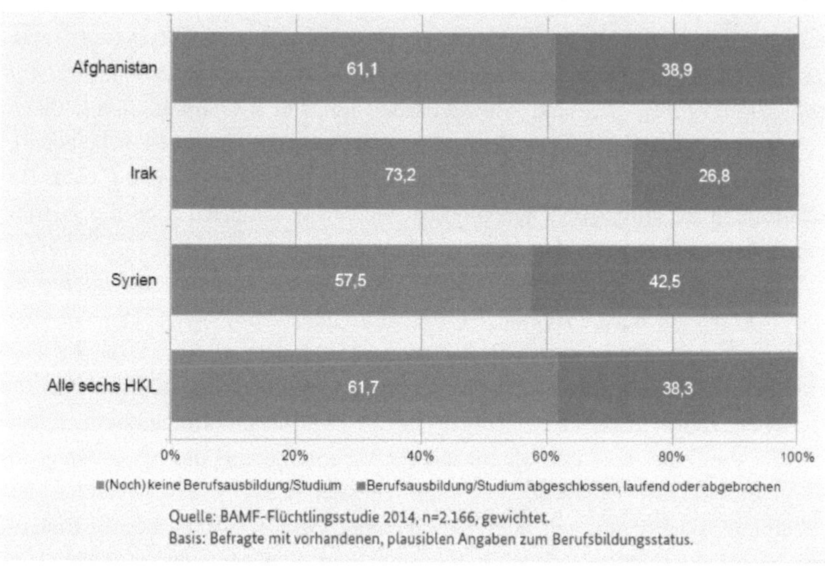

Abb. 4:   Grundstatus beruflicher Bildung nach ausgewählten Herkunftsländern [in Prozent] (Quelle: WORBS/BUND, 2016: 5).

Ziehen wir hier eine kurze Zwischenbilanz, so führen oben aufgeführte Statistiken, Fakten und Berichte zu folgenden Kernaussagen:

Obwohl syrische Schüler im mathematischen Bereich deutlich unter dem Niveau deutscher Schüler liegen, gibt es keine gesicherten Informationen über die Lese- und Schreibkompetenz. Über die funktionale Analphabetenquote gibt es keine verwertbaren Daten. Die allgemeine Analphabetenrate ist allerdings bestimmbar und gilt als vergleichsweise gering.

Die syrischen Schulabschlüsse werden von der *Zentralstelle für ausländisches Bildungswesen* relativ hoch eingestuft.

In Syrien existiert eine geregelte Berufsausbildung, die vor den kriegerischen Ereignissen von rund 15 Prozent eines Jahrgangs besucht wurden. Außerdem spielt auch die informelle betriebliche Berufsausbildung eine große Rolle bei der Vorbereitung auf den Arbeitsmarkt.

3.4 Arbeitsrechtliche Voraussetzungen

Laut Bundesministerium für Arbeit und Soziales (BMAS) haben Asylbewerber mit positivem Entscheid grundsätzlich uneingeschränkten Zugang zum deutschen Arbeitsmarkt. Dies gilt unabhängig vom Status ihres Schutzes (vgl. Teigeler 2016: 13, 14). Flüchtlinge in laufenden Asylverfahren erhalten eine sog. *Aufenthaltsgestattung*, und sind wie Menschen mit einem *Duldungsstatus*, einem bestimmten Verwaltungsprozedere ausgesetzt, um zum deutschen Arbeitsmarkt Zugang zu erhalten. Sie benötigen eine Genehmigung zur Ausübung einer Beschäftigung bei ihrer Ausländerbehörde, welche in einigen Fällen die Zustimmung der Arbeitsagentur benötigt, welche allerdings nach vierjährigem Aufenthalt in Deutschland nicht mehr erforderlich ist. Die Zustimmung der *Agentur für Arbeit* geschieht nach *Prüfung der Beschäftigungsbedingungen*. Die *Vorrangprüfung*, nach welcher innerhalb der ersten 15 Monate nachzuweisen ist, dass ein Arbeitsplatz erst dann an einem Flüchtling vergeben wird, wenn für den Job weder ein Deutscher noch ein Bürger anderer EU-Staaten infrage kommen, entfällt für die Dauer von drei Jahren, seit der Verabschiedung des neuen *Integrationsgesetzes [siehe Abschnitt 3.2]* (vgl. Teigeler a. a. O.). Ein generelles Beschäftigungsverbot gilt seit dem 1. September 2015 für Menschen in Erstaufnahmeeinrichtungen und für Asylbewerber und Geduldete aus sicheren Herkunftsstaaten.

3.5 Anerkennung beruflicher Qualifikationen

In der Gesundheits- und Krankenpflege sind für Abschlüsse, die nicht in der EU oder Schweiz gemacht wurden, ein *individuelles Anerkennungsverfahren* zwingend, welches durch zuständige Behörden der jeweiligen Bundesländer durchgeführt wird (vgl. Teigeler 2016: 13). Die Behörde prüft in jedem Einzelfall, ob der im Ausland erworbene Abschluss gleichwertig mit dem deutschen Abschluss ist. Bei Ablehnung kann der Antragsteller an einer *Anpassungsmaßnah-*

me teilnehmen. Diese kann in Form einer *Prüfung* oder eines höchstens drei Jahre andauernden *Anpassungslehrgangs* erfolgen.

Für die Altenpflege gelten Sonderregeln, weil im Ausland speziell für die Altenpflege keine Studien- und Ausbildungsgänge existieren. Außer oben genannten Bedingungen sind sprachliche Anforderungen auf dem *Niveau B2 des Gemeinsamen europäischen Referenzrahmens* zu erfüllen (vgl. Teigeler 2016: 13).

3.6 Betriebliche Ausbildung und Praktikum

Für betriebliche Ausbildungen entfällt seit dem 1. August 2015, gemäß dem *Gesetz zur Neubestimmung des Bleiberechts und der Aufenthaltsbeendigung,* das oben im Abschnitt 3.4 erwähnte Zustimmungserfordernis der Bundesagentur für Arbeit. Erforderlich ist nur die Zustimmung der zuständigen Ausländerbehörde. Für die Zeit der Ausbildung kann eine Duldung erteilt, und jeweils bis Ausbildungsende um ein Jahr verlängert werden (vgl. Teigeler 2016: 14). Für Pflicht- und Orientierungspraktika, ausbildungs- und studienbegleitende Praktika mit einer Dauer von bis zu drei Monaten sowie die Teilnahme an einer Einstiegsqualifizierung oder Berufsausbildungsvorbereitung gilt oben genannte Regelung ebenfalls. Für Praktika gibt es keine sprachlichen Auflagen (vgl. Teigeler a. a. O.).

3.7 Reform der Pflegeausbildung

Im November 2015 stellten das *Bundesministerium für Gesundheit* und das *Bundesministerium für Familie, Senioren, Frauen und Jugend* einen Entwurf eines neuen Pflegeberufsgesetzes vor. Das Gesetz sieht u. a. die Aufhebung der Dreigliederung in der Pflegeausbildung vor. Das heißt, dass die bisherigen drei Ausbildungen in der Gesundheits- und Krankenpflege, der Gesundheits- und Kinderkrankenpflege und der Altenpflege zu einem einheitlichen Pflegeberuf zusammengeführt werden sollen. Mit der Veröffentlichung des Referentenentwurfs hat das förmliche Gesetzgebungsverfahren begonnen. Folgende Übersicht soll die wesentlichen Inhalte der Reform wiedergeben (vgl. BMFSFJ 2015: 90 u. 91):

- Das Gesetz sieht eine einheitliche Berufsbezeichnung *„Pflegefachfrau"* oder *„Pflegefachmann"* vor. Wenn ein Studium zur Erlangung der Berufsbezeichnung absolviert wurde, enthält sie zusätzlich den akademischen Grad.

- Vorbehaltene Tätigkeiten werden für die Pflege festgeschrieben, d. h., das sind Tätigkeiten, die nur von Pflegefachfrauen oder Pflegefachmännern ausgeführt werden dürfen. Diese beziehen sich auf die Feststellung des Pflegebedarfs, die Gestaltung und Steuerung des Pflegeprozesses sowie die Analyse, Evaluation und Entwicklung von Qualität in der Pflege.

- Ausbildungsziele bleiben weitgehend gleich. Lebenslanges Lernen und die Beratung und Begleitung entsprechend der allgemein anerkannten pflegewissenschaftlichen Erkenntnisse sind z. B. neu aufgenommene Ausbildungsziele.

- Die Ausbildungsdauer bleibt weiterhin drei Jahre, in Teilzeit absolviert höchstens fünf Jahre.

- Die Ausbildung besteht aus theoretischem, praktischem Unterricht und einer praktischen Ausbildung, die anteilmäßig überwiegt.

- Die Auszubildenden haben während eines Einsatzes Anspruch auf Praxisanleitung in einem Umfang von mindestens 10 Prozent.

- Die Pflichteinsätze in der allgemeinen Akutpflege sind in Krankenhäusern, stationären Pflegeeinrichtungen oder ambulanten Pflegeeinrichtungen zu erbringen. Pflichteinsätze in der pädiatrischen bzw. psychiatrischen Versorgung können in Einrichtungen absolviert werden, die zur Vermittlung der Ausbildungsinhalte geeignet sind. Beim Träger der praktischen Ausbildung findet die Vertiefung der Lehrinhalte statt.

- Zugangsvoraussetzung für die Ausbildung zur *Pflegefachfrau* oder zum *Pflegefachmann* ist die mittlere Reife oder ein als gleichwertig anerkannter Abschluss, wenn zuvor eine einjährige Ausbildung in der Pflegeassistenz absolviert wurde. Eine mit Erfolg abgeschlossene sonstige zehnjährige Schulausbildung ist ebenfalls ausreichend.

- Die Ausbildung ist für die Auszubildenden kostenfrei, und sie erhalten zusätzlich eine angemessene Ausbildungsvergütung. Die einheitliche Finanzierung der Ausbildung ist geregelt. Eine ausbildende Einrichtung in der ambulanten oder stationären Langzeitpflege zu sein, bedeutet in Zukunft keinen Wettbewerbsnachteil zu haben.

- Als ergänzende Säule der Berufsqualifizierung wurde die Möglichkeit zu einem Pflegestudium vorgesehen. Die Berufsbezeichnung *Pflegefachfrau* oder *Pflegefachmann* wird dann mit einem akademischen Grad geführt.

4 Biografische Spuren

Zu den entscheidenden Faktoren bei der Prüfung, ob syrische Flüchtlinge in professionelle Pflegeberufe zu integrieren sind, gehört die nähere Betrachtung der individuellen Biografien. Insbesondere die Auswirkungen von Krieg, Flucht und anschließendem Asylverfahren auf die physische und psychische Verfassung der Menschen sind hierbei zu berücksichtigen. So zeigen nach einer nicht repräsentativen Erhebung des Dresdener *Universitätsklinikums Carl Gustav Carus* 50 Prozent der Flüchtlinge Kriterien für eine posttraumatische Belastungsstörung (vgl. Station24. Praxis Wissen Pflege 2015: Anzeichen auf posttraumatische Belastungsstörungen bei Flüchtlingen). Die Wissenschaftler zogen für ihre Untersuchung eine Stichprobe von 23 Flüchtlingen heran, die sich im Rahmen einer ehrenamtlichen psychiatrischen/psychosomatischen Sprechstunde der Klinik vorstellten.

Die *Deutsche Gesellschaft für Psychosomatische Medizin und ärztliche Psychotherapie (DGPM)* warnte anlässlich einer Fachtagung vor zusätzlichen psychischen Belastungen, ausgelöst durch bürokratische Hürden bei der sozialen Integration von Flüchtlingen. Flüchtlinge, die schnell eine Arbeit aufnähmen und in der Gesellschaft integriert würden, litten seltener unter psychischen Erkrankungen. Häufig können Traumata erst erkannt und behandelt werden, nachdem sich Flüchtlinge in gesicherten Verhältnissen befänden (vgl. DGPM 2015: Verzögerte Integration macht Flüchtlinge krank). Die *Bundesärztekammer (BÄK)* und *Bundespsychotherapeutenkammer (BPtK)* legten ein Modellprojekt für eine bessere Versorgung psychisch kranker Flüchtlinge vor, weil laut Ärzteverband bislang Sachbearbeiter in den Sozialbehörden und andere Fachfremde darüber entschieden, ob ein Flüchtling eine Psychotherapie brauche. Sie empfahlen in einer gemeinsamen Mitteilung, die psychische Gesundheit der Flüchtlinge von unabhängigen und qualifizierten Gutachtern prüfen zu lassen (vgl. BÄK/BPtK 2015). Sehr viele Flüchtlinge sind traumatisiert, weil sie Gewalterfahrungen (z. B. Überfälle, Entführungen, sexueller Missbrauch) gemacht haben. Diese posttraumatischen Belastungsstörungen zeigen Symptome, wie Schlafstörung oder körperliche Anspannung, Unruhe und Aggression bei körperlichen Untersuchungen (vgl. Teigeler 2016: 36, Interview).

Nicht nur psychische Erkrankungen können einer Tätigkeit im Pflegebereich entgegenstehen. Die lange Flucht und die damit in Verbindung stehenden schlechten hygienischen Bedingungen haben bei vielen Flüchtlingen Hauterkrankungen, wie z. B. *Skabies, Impetigo Contagiosa, Staphylokokken-* und *Streptokokken-Infektionen* verursacht. Atemwegserkrankungen kommen eben-

falls häufig vor (vgl. Teigeler 2016: a. a. O., Interview). So kam es beispielsweise in einem Berliner Flüchtlingsheim am Anfang des Jahres 2016 aufgrund des
schlechten Impfstatus der Menschen dort zu einem *Masernausbruch*, was in
vergangener Zeit in Deutschland bisher selten zu beobachten war.

5 Gesundheitswesen in Syrien

Vor dem Krieg in Syrien hatte die Gesundheitsfürsorge dort einen hohen Stellenwert und wurde staatlich unterstützt. Jedoch konnte die Finanzierung mit einem so hohen Bevölkerungswachstum und dem damit verbundenen Bedarf an Gesundheitsgütern und Gesundheitsdienstleistungen nicht mithalten (vgl. Davis/Alchukr 2014: 3). Die Möglichkeiten für die Landbevölkerung Zugang zur Gesundheitsfürsorge zu erhalten, war wesentlich schlechter als für die Bevölkerung in den Städten. Beispielsweise kam laut *Weltgesundheitsorganisation (WHO)* 2009 in Damaskus ein Arzt auf 339 Patienten, während in ländlichen Abschnitten des Landes, z. B. im Regierungsbezirk *Al-Hassakah*, ein Arzt durchschnittlich 1.906 Patienten zu versorgen hatte (vgl. Davis/Alchukr a. a. O.). Die Situation verschlimmerte sich dramatisch mit Ausbruch des Krieges. Bis 2013 wurden etwa 50 Prozent der Gesundheitseinrichtungen Syriens zerstört oder beschädigt, und die meisten im Gesundheitssystem Tätigen flohen oder wurden getötet bzw. verwundet.

Auch in der psychiatrischen Versorgung der Menschen herrschte bereits 2011 ein Mangel an Gesundheitspersonal durch Zerstörung und Krieg. Für eine Bevölkerung von 22 Millionen Menschen gab es nur zwei öffentliche psychiatrische Kliniken mit insgesamt 70 Psychiatern (vgl. Davis/Alchukr a. a. O.). Die hier genannten Fakten deuten darauf hin, dass es auch wenig Möglichkeiten zur Ausbildung von Pflegepersonal gegeben haben muss, weil es nur wenige Pflegeeinrichtungen gab. Deshalb dürften auch nur wenige Pflegefachkräfte unter der Gesamtzahl aller in Deutschland asylsuchender Syrer zu finden sein.

6 Religiöse Überzeugungen

Syrer behalten die Religionszugehörigkeit, in der sie hinein geboren sind. Wechsel zu anderen Religionsgemeinschaften sind selten. *„Obwohl die Religion Teil der Identität eines Syrers ist, ist sie nicht notwendigerweise ein bestimmendes Merkmal"* (vgl. Davis/Alchukr 2014: 5). Viele syrische Bürger sehen Religion als *Privatsache* an und bejahen eine Trennung von Staat und Religion (vgl. Davis/Alchukr a. a. O.). Für Syrer ist *„gläubig sein"* kein Dogma, viele Nuancen im Glauben und der Religionsausübung werden akzeptiert. Auch innerhalb der Familie hat diese liberale Ansicht Gültigkeit (vgl. Davis/Alchukr a. a. O.). Syriens Geschichte ist von religiöser Toleranz und Pluralismus geprägt, und das Staatsvolk säkularer als in anderen muslimischen Nachbarstaaten (vgl. Davis/Alchukr 2014: 5).

Die Mehrheit der Syrer bekennt sich zum *Islam*. Rund 74 Prozent sind *sunnitische Muslime*. Rund zwölf Prozent der Gesamtbevölkerung sind *Alawiten*, zu denen auch *Assad* und sein Clan angehören. Kleinere *schiitische Gemeinschaften* in Syrien bilden die *Zwölfer- Schiiten* und die *Ismailiten*. Etwa zehn Prozent der Syrer sind *Christen*, die verschiedensten Konfessionen angehören, wie z. B. der *syrisch-katholischen* und der *griechisch-orthodoxen Kirche*, den *melkitischen Kirchen* oder *syrisch-orthodoxen* Gemeinden. Es gibt aber auch *Protestanten* und *römische Katholiken* in Syrien. Daneben besteht noch die Religionsgemeinschaft der *Drusen*, die etwa zwei Prozent der syrischen Bevölkerung ausmacht, und die *Jesiden*, die vor allem im Norden Syriens und des Irak beheimatet waren und vor den *Truppen des IS* geflohen sind (vgl. Wiederschein 2015 , Religion, Kultur, Bildung).

7 Interkultureller Einsatz und Pflegequalität

In Deutschland herrscht seit Jahren in vielen Branchen ein Fachkräftemangel. Aber im Gesundheitssektor ist er besonders akut. Nach Prognosen des *Bundeswirtschaftsministeriums* könnte im Jahr 2030 jeder fünfte Erwerbstätige in der Gesundheitswirtschaft arbeiten." *Studien zufolge könnten dann 500.000 bis eine Million Fachkräfte fehlen"* (vgl. Greive 2015). Es werden seitens der Gesundheitsbranche große Erwartungen gehegt, dass viele der jetzt nach Deutschland kommenden Flüchtlinge in Krankenhäusern und Pflegeheimen arbeiten könnten. Allerdings haben die zuständigen Behörden keinen Überblick, welche Berufsausbildung die Flüchtlinge mitbringen, weil viele von ihnen ohne jegliche Papiere nach Deutschland kommen (vgl. Greive 2015). *„Die Behörden sind inzwischen sehr pragmatisch"*, sagt *Ritter* vom *Arbeitgeberverband Pflege. „Sie opfern Regularien zugunsten der Bekämpfung des Fachkräftemangels in der Pflege."* Ausländische Fachkräfte würden zunächst als Hilfskräfte auf Probe eingestellt, rutschten dann aber oft in eine feste Stelle hinein. *Ritter* berichtet weiter, dass viele ausländische Abschlüsse anhand einer Nachprüfung anerkannt würden. 90 Prozent bestehen diese Prüfung (vgl. Greive 2015).

Insgesamt taucht dabei aber die Frage auf, welche Auswirkungen es überhaupt hat, Menschen aus einer völlig fremden Kultur in bestehende Pflegeteams zu integrieren. Der Begriff *„Multikulturelles Pflegeteam"* wird in diesem Zusammenhang immer wieder genannt. *Stagge* definiert diesen so: *"Eine Gruppe von Menschen mit verschiedenen soziokulturellen Hintergründen, welche unterschiedliche pflegerische Qualifikationen haben (Pflegefachkräfte, Pflegehelfer* [es wird aus praktischen Gründen künftig die Geschlechter neutrale Formulierung verwendet] *ohne und mit Ausbildung) und alle dasselbe Ziel verfolgen (die Versorgung der Patienten/Bewohner) unter der Leitung einer Fachkraft"* (vgl. Stagge 2016: 37).

7.1 Forschungsstand

Es gibt kaum Untersuchungen, die sich mit multikulturellen Teams oder Gruppen in der Pflege beschäftigen (vgl. Stagge 2016: 122). *Stagge* identifiziert in ihrer dargestellten Recherche zwei qualitative Studien (vgl. Stagge a. a. O.): Die Studie von Madler Mucciolo (1993) und die Studie von Dreachslin et al. (2000). Die Studien bezogen sich auf den *Einfluss der Multikulturalität* auf das Team. Zwei weitere quantitative Studien von Beheri (2009) und Chang et al. (2006) aus dem Pflegebereich untersuchen den Einfluss der *Diversityvariablen* „race" und „ethnic background" hinsichtlich verschiedener Variablen. Einige, für unseie Betrachtung wichtige und nützliche Aussagen bzw. Ergebnisse der Studien, sind in folgender Übersicht zusammen gefasst (vgl. Stagge 2016: 122–127).

Studie	Ergebnis
Madler Mucciolo 1993: 13–21	Der Autor hält fest, dass *das Fremde am Fremden* langsam abnimmt und durch die interkulturellen Begegnungen Lern- und Reflexionsprozesse gefördert werden. Weiterhin berichten Pflegende darüber, dass verschiedene Kategorien von Fremdheit wahrgenommen werden, abhängig von der Differenz der Kulturkreise der Akteure. Prinzipiell spricht der Autor zwar von einer zunehmenden Offenheit der Pflegenden gegenüber Fremden, jedoch wird tendenziell eine möglichst homogene Zusammensetzung der Teams als angenehmer empfunden. *„Interkulturelle Beziehungen verschlechtern sich meist im zwischenmenschlichen Bereich, wenn erhebliche Sprachbarrieren vorhanden sind. Anstelle von Offenheit und Toleranz werden innere Grenzen noch verfestigt und vereinzelt sogar auf alle Angehörigen derjenigen Gesellschaft generalisiert"* (Madler Mucciolo 1993, S.17).
Dreachslin et al. 2000: 1403–1414	Insgesamt ergibt die Studie (*Feldstudie*), dass alle Befragten generell unzufrieden sind mit der Effektivität der Kommunikation im Team. Wobei dies farbige Mitarbeiter eher auf rassische Unterschiede und Vorurteile ihnen gegenüber zurückführen und Weiße dafür eher allgemeine Rollenstrukturen verantwortlich machen. Die Teammitglieder sehen das Teamgeschehen aus unterschiedlichen Perspektiven und interpretieren die Situation aus der Wahrnehmung ihrer eigenen Realität, welche stark von der rassischen Identität der Einzelnen beeinflusst werden. Die verschiedenen Perspektiven und individuellen Realitäten, maßgeblich beeinflusst durch die Rasse, definieren den Rahmen, in dem Konflikte, Missverständnisse und Kommunikationsschwierigkeiten erlebt und interpretiert werden.

Studie	Ergebnis
Beheri 2009: 216–226	Zwischen der Diversityvariablen *„ethic background / race"* und dem Interaktionslevel zeigt sich kein signifikanter Zusammenhang. Allerdings deuten die Ergebnisse darauf hin, dass der Bildungsgrad der Pflegenden einen signifikanten Einfluss auf das Interaktionslevel zwischen Pflegenden hat. Je höher das Bildungsniveau der Pflegenden, desto höher der Grad der kulturellen Inklusion und desto höher die Einschätzung der Verlässlichkeit untereinander. Ein höherer Bildungsgrad führe möglicherweise dazu, dass die Pflegenden offener gegenüber anderen Kollegen, sowie eher in der Lage und gewillt sind vertrauenswürdige Beziehungen mit diesen einzugehen.
Chang et al. 2006: 373–380	*Diversity* hat, wenn überhaupt, einen geringen Einfluss auf die Arbeitsleistung.

Tab. 4:   Übersicht der Studien (Quelle: Eigene Darstellung).

Wendet man die oben genannten Forschungsergebnisse auf die aktuelle Situation syrischer Flüchtlinge an, so sind auf Anhieb Hürden erkennbar, welche einer Integration in professionelle Pflegeteams entgegenwirken könnten. Von zentraler Bedeutung für eine gelungene Integration scheint das Beherrschen der deutschen Sprache zu sein, wie oben genannte Studien deutlich machen.

Als sichere Tatsache gilt, dass kaum ein syrischer Flüchtling der deutschen Sprache mächtig ist. Es werden außer der Muttersprache *Arabisch* allenfalls *Englisch* und *Französisch* gesprochen, wie in Abschnitt 3.3 bereits erläutert wurde. Eine Kernaussage der Studien ist, dass sich Interkulturelle Beziehungen im zwischenmenschlichen Bereich verschlechtern, wenn erhebliche Sprachbarrieren vorhanden sind.

Des Weiteren können Konflikte aus der kulturellen Verschiedenheit zwischen Syrern und Deutschen entstehen, wenn aus verschiedenen Perspektiven und individuellen Realitäten das Teamgeschehen aus unterschiedlichen Perspektiven gesehen und interpretiert wird. Diese Unterschiede könnten beispielsweise aus Geschlechterrollen und -Verhältnissen syrischer Menschen heraus entstehen.

7.2 Geschlechterrollen und -vorhältnisse

Die Geschlechterrollen in Syrien sind abhängig von Wirtschaftsklasse, Familie und Wohnort. Es herrschen Rollenmuster, wie man sie noch aus den 50er- und 60er-Jahren deutscher „Wirtschaftswunder-Zeit" kennt. Das weibliche Geschlecht ist für Tätigkeiten im Haushalt und für die Erziehung der Kinder zuständig. Das männliche Geschlecht ist im Wesentlichen für das Geldverdienen und die finanzielle Unterstützung der Familie zuständig (vgl. Davis/Alchukr 2014: 6). Kinder arbeiten meistens erst, wenn sie die Schule beendet bzw. abgebrochen haben. Ansonsten helfen Mädchen im Haushalt. Jungen tragen zum Familieneinkommen bei, indem sie z. B. in Lieferservice oder Landwirtschaft nebenher arbeiten (vgl. Davis/Alchukr a. a. O.).

Anders jedoch sieht es in den höheren Schichten der syrischen Gesellschaft aus. Dort gehen auch die Frauen Berufen aus den Bereichen Medizin, Büroarbeit, Regierungsbehörden, Bildung, Laborarbeit, Computerwissenschaften und Sozialarbeit nach.

In städtischen und ländlichen Familien der Mittelschicht gehen weniger Frauen einem Beruf nach. Dies ist besonders so, wenn sie mit der Erziehung ihrer Kinder beschäftigt sind. Diese Frauen entstammen weniger gebildeten Schichten, haben deswegen auch geringere Chancen auf eine qualifizierte Arbeitsstelle (vgl. Davis/Alchukr a. a. O.). In ländlichen Regionen verrichten Frauen neben ihrer Arbeit im Haushalt auch Arbeiten bei Familien außerhalb des Hauses, in der Landwirtschaft, und sogar Tätigkeiten zur Lebensunterhalssicherung und Existenzsicherung. Strenggläubige Syrer,– sowohl *Christen* als auch *Muslime*, sind häufig auf alte Rollenbilder festgelegt. Bei ihnen haben Frauen vornehmlich die Pflicht, sich um die Kinder zu kümmern und zuhause zu bleiben. Der Umgang der Geschlechter in höheren Bildungsschichten ist unverkrampfter. *Christen, Muslime* und *nicht religiöse Drusen* gehen leichter miteinander um. Jedoch verkehren konservative Musliminnen, welche weniger Bildung genossen haben, überhaupt nicht mit Männern, die außerhalb ihres Familienverbundes stehen (vgl. Davis/Alchukr 2014: 7).

Eine besonders wichtige Tatsache, welche bei den Geschlechterrollen Einfluss genommen hat, ist der Aspekt der sexuellen Gewalt, die Mädchen und Frauen in Syrien und den Erstasylländern erfahren haben oder ständig bedroht waren. *„Früh-Verheiratungen"* waren nicht nur die Folge von Armut und Furcht, sondern sie sollten die Sicherheit junger Mädchen gewährleisten. So betrug beispielsweise im Jahre 2013 der Anteil aller Heiraten syrischer Mädchen im Alter zwischen 15 und 17 Jahren in Jordanien (als Erstasylland) 25 Prozent. In diesem Zusammenhang sollte erwähnt werden, dass sich zwar in der syrischen Kultur einige junge Männer und Frauen ihren Ehepartner selbst aussuchen, doch die meisten dieser Prozesse von den Familien gesteuert werden, und ihnen eine formelle Verlobung voraus-geht. Scheidungen sind bei Christen und Muslime in Syrien selten, ebenso Polygamie. Diese kann jedoch durchaus das eine oder andere Mal vorkommen (vgl. Davis/Alchukr a. a. O.).

Die hier genannten unterschiedlichen Ansichten von Geschlechterrollen und – Verhältnissen können sich auf die pflegerische Praxis auswirken. Es sind Konfliktlagen in Interaktionen zwischen Pflegenden und Patient, bzw. Pflegenden untereinander möglich. Die Teammitglieder sehen, wie *Dreachslin* es ausgedrückt hat, *das Teamgeschehen aus unterschiedlichen Perspektiven und interpretieren die Situation aus der Wahrnehmung ihrer eigenen Realität, welche stark von ihrer rassischen Identität beeinflusst wird.* Das Verhalten männlicher syrischer Pflegekräfte gegenüber weiblichen Kolleginnen und Patienten kann möglicherweise durch ein männlich-dominantes und konservatives Rollenverständnis negativ beeinflusst werden. Beispielsweise könnte sich eine männliche syrische Pflegekraft von gut gemeinten Ratschlägen einer Kollegin bevormundet fühlen, wenn dieser in konservative muslimische Familienstrukturen sozialisiert und entsprechend geprägt wurde.

7.3 Kommunikation im multikulturellen Team

Als größte Hürde in der Zusammenarbeit von Teamkollegen aus unterschiedlichen Nationen werden Schwierigkeiten mit der Kommunikation gesehen (vgl. Stagge, Multikulturelle Teamarbeit, 2016: 9). Auswirkungen auf das Team, einzelne Mitarbeiter und auf Patienten sind möglich und können die Versorgungsqualität einschränken. Ein entscheidendes Arbeitsinstrument in der Pflege ist die Kommunikation. Aus Missverständnissen von Pflegekräften untereinander können fatale Folgen für Patienten entstehen, beispielsweise könnten wichtige Laborparameter falsch übermittelt werden. Aber auch Informationen von Patienten, die nicht richtig verstanden werden, weil sprachliche Defizite Ursache einer Fehlinterpretation werden, können ungewollte Auswirkungen erzeugen.

Notwendig ist aber auch, neben verbalen auch nonverbale Sprachebenen zu beherrschen. Nonverbale Kommunikation spielt eine entscheidende Rolle beim Umgang mit kognitiv eingeschränkten Menschen. Forschungsstudien ergaben, dass es nicht ausreichend für die Pflege sei, die Sprache zu sprechen. Es sei erforderlich, um Kollegen und Patienten wirklich verstehen zu können, nonverbale

Signale und Codes des jeweiligen Kulturkreises zu erkennen und zu beherrschen.

Auch regionale Dialekte sollten verstanden werden (vgl. Madler Mucciolo 2003: 187–207; Zhou et al 2011: 1420–1428). Es ist auch möglich, dass Kommunikation als bewusstes oder unbewusstes Machtinstrument im Teamgeschehen verwendet wird. Schlecht deutsch sprechende Teammitglieder können sich nicht gleichberechtigt an Diskussionen beteiligen, weil sie Angst haben nicht richtig verstanden zu werden, oder selbst unsicher sind alles richtig verstanden zu haben. Aus dieser Zurückhaltung kann bei den anderen Teammitgliedern der Eindruck entstehen, sie seien inkompetent oder unhöflich (vgl. Stagge, Multikulturelle Teamarbeit, 2016: 10). Es kommt auch vor, dass aufgrund schlechter Sprachkenntnisse ausländische Pflegekräfte von ihren deutschen Kollegen abqualifiziert werden. So zitiert Stagge eine deutschstämmige Pflegekraft im Interview: „...*wenn einer wirklich so schlecht deutsch spricht, auch wenn er schon 10 Jahre hier ist, das finde ich traurig. Und dann sinkt der schon in der Skala runter, also für mich*" (vgl. Stagge 2016: 192). Die Autorin erwähnt in diesem Zusammenhang auch, dass ausländischen Pflegekräften aufgrund schlechter Sprachkenntnisse Dinge unterstellt werden, für die sie gar nicht verantwortlich sind und weniger verteidigungsfähig seien. Folge sei wiederum eine zunehmende Isolation von dem sozialen Teamgeschehen, und dass man sie auch in Pausen meidet (vgl. Stagge, Multikulturelle Teamarbeit, 2016: 10).

Durch diese Verhaltensmuster wird sozialen *Exklusionsprozessen* und *ethnischer Grüppchenbildung* im Team Vorschub geleistet (vgl. Madler Mucciolo 2003: 187–207). Es ist möglich, dass aus einem Team ein *Zusammenschluss von Pflegepersonen* wird, die ihre Arbeit alle *als Einzelkämpfer* versuchen zu bewältigen, und dadurch die Effektivität des Pflegeteams reduziert (vgl. Madler Mucciolo 1993: 13–21). Die Qualität der Pflege kann auch durch mangelnde Kenntnisse der Sprache und Kultur, insbesondere in Bezug auf soziokulturelle Besonderheiten und differierenden Pflegeverständnis, beeinflusst werden. Diese Tatsache ist bereits in Studien belegt (vgl. O′Brien/Ackroyd 2012: 39–50; Kawi/Xu 2009: 174–183). Im Pflegeteam können zum Beispiel bei der Umsetzung verschiedener Pflegeverständnisse, oder dem Umgang mit Fehlern, Spannungen entstehen. Am Zentrum für Pflegeforschung und Beratung (ZePB) an der *Hochschule Bremen* wurde die Studie *„Pflegefehler, Fehlerkultur und Fehlermanagement"* in stationären Versorgungseinrichtungen durchgeführt. Die Studie untersuchte unter anderem die Wahrnehmung von Fehlern in der Pflege.

Die Ergebnisse der Studien lassen vermuten, dass Pflegende mit Migrationshintergrund Fehler in der Pflege anders wahrnehmen, einschätzen und beurteilen als deren deutsche Kollegen. Scharf formuliert könnte man die Hypothese formulieren, dass *„Gesundheitsdienstleister mit Migrationshintergrund die Fehlerproblematik in der Tendenz weniger kritisch sehen"* (vgl. Habermann/Cramer 2012: 629 f.).

7.4 Zukünftiger Bedarf

Nach Berechnungen der Unternehmensgesellschaft *Deloitte* sind bundesweit 2.250 Krankenhausbetten nötig, wenn 800.000 Flüchtlinge nach Deutschland kommen, wobei die Experten von 14.700 Krankenhausfällen pro 100.000 Flüchtlingen ausgehen (vgl. Balling 2016: 18). Im Bereich innere Medizin erwarten sie die meisten Fälle, 4.600, in der Chirurgie 3.300 und in der Frauenheilkunde/Geburtshilfe 3.100 Fälle. Ihr Fazit: *„Die Sicherstellung einer adäquaten gesundheitlichen Versorgung der Flüchtlinge in Deutschland ist dringend erforderlich und integraler Bestandteil einer erfolgreichen Flüchtlingspolitik."* Der Chefvolkswirt der *KFB-Bank Dr. Jörg Zeugner* warnte davor, die Flüchtlinge nur als Belastung zu sehen, das wäre *„kurzsichtig"*. Die Flüchtlinge seien perspektivisch in der Lage, steigende Kosten dieser Art wieder zu erwirtschaften (vgl. Balling a. a. O.). Aus diesen Prognosen resultiert auch sicherlich ein steigender Bedarf an Pflegekräften. Wenn Klinikmitglieder Patienten mit *„Flucht-Erfahrungen"* verstehen wollen, braucht es mitunter mehr als Sprachkenntnisse, nämlich auch *Interkulturelles Verständnis* (vgl. Grether 2010: 28). Hier könnten Pflegekräfte aus Syrien aufgrund eigener *„Flucht-Erfahrungen"* wertvolle empathische Unterstützung im Pflegeteam leisten. Interkulturelles Verständnis im Krankenhaus ist nicht nur gut für das Betriebsklima, sondern spart Geld und baut Kundenbindung auf (vgl. Grether a. a. O.). *Carsten Direske* vom *Verein Gesundheit Berlin* berichtet, dass es allein in den Krankenhäusern in fünf Prozent aller Fälle zu Missverständnissen zwischen Ärzten und Patienten komme. In konkreten Zahlen seien dies rund 30.000 Fälle pro Jahr allein in Berlin. Obwohl mehr als 60 Übersetzer für 16 Sprachen in Berlin zur Verfügung stünden, verzichteten die Ärzte meist darauf (vgl. Grether 2010: 29). Ein Dolmetscherdienst ist in den meisten Gesundheitseinrichtungen nicht vorhanden. Im Rahmen der Fallpauschalfinanzierung scheint ein solcher Dienst bis dato nicht abgedeckt zu sein. Ein deutliches Indiz dafür ist beispielsweise ein Antrag, den der *Bundesverband der Dolmetscher und Übersetzer e.V.* beim *Institut für Medizinische Dokumentation (DIMDI)* gestellt hat (vgl. Beivers 2015: 803). Im Antrag wird u. a. gefordert, dass *„Leistungen von Dolmetschern bei der Ausführung von ärzt-*

lichen und zahnärztlichen Kassenleistungen für nicht der deutschen Sprache mächtige oder nicht im ausreichenden Maße mächtigen Personen" eine Schlüsselnummer erhalten und somit in den *OPS-Katalog* aufgenommen werden (vgl. Beivers a. a. O.). Diese Lücke könnten wiederum Pflegekräfte aus Syrien schließen, weil sie die Landessprache beherrschen und Ärzten durch Übersetzen des Patientengespräches Unterstützung gewähren könnten. Auch zukünftig können solche Pflegekräfte aufgrund ihrer Sprachkenntnisse sehr hilfreich in gerontopsychiatrischen Gesundheitseinrichtungen sein. Bei fortschreitender Demenzerkrankung der Migranten lassen selbst gute Deutschkenntnisse schnell nach, und die Kommunikation mit dem Demenzkranken ist nur noch in der Muttersprache möglich (vgl. Balikci 2011: 466). Chancen könnten sich auch bei der Betreuung traumatisierter Kriegsflüchtlinge aus Syrien ergeben. Da die Bundesregierung bereits in der Vergangenheit geprüft habe, ob unter den Asylsuchenden selbst geeignete Fachkräfte zu finden sind, ist diese Perspektive erst Recht nicht außer Acht zu lassen (vgl. Station24 2015: Flüchtlingsversorgung). Man könnte jedoch den Einwand einbringen, dass diese Menschen ebenfalls traumatische Erlebnisse durch Krieg und Flucht erlitten haben (siehe Abschnitt 4). Der amerikanische Psychologe *Richard Tedeschi* spricht im Interview in der *Süddeutschen Zeitung* über die Kraft, die aus schlimmen Ereignissen erwachsen kann, – nennt diese das *"posttraumatische Wachstum"* (vgl. Haas 2016). Seit Jahrzehnten betreut der amerikanische Psychologe von der *University of North Carolina* in *Charlotte* schwer traumatisierte Menschen. Er stellte immer wieder fest, dass Menschen ihren schlimmen Erfahrungen oft auch Gutes abgewinnen können. *"Ursprünglich wollte ich wissen, was Menschen weise macht. Alte Menschen oder Menschen, die schwerste Dinge durchgemacht haben, sind oft weise. Also haben wir mit ihnen gesprochen"*, sagt *Tedeschi*. So haben er und sein Forscherteam das „*Phänomen des posttraumatischen Wachstums*" entdeckt. Er begründet seine These folgendermaßen: „*Wer die Dinge akzeptieren kann, an denen er nichts ändern kann, ist im Vorteil. Menschen, die Veränderungen nicht ablehnen, sondern sie frontal annehmen, die denken: Okay, das ist jetzt die Situation, was mache ich damit? Auch wenn die Situation ist, dass ich wahrscheinlich in einem Monat tot bin, was mache ich mit diesem Monat? Intellektuell mag das einleuchtend klingen, aber emotional ist das eine ganz andere Sache. Menschen, die ihre Gefühle und ihren Stress im Griff haben, können die Dinge reflektieren, statt einfach nur in Panik zu geraten. Um zu einer Wachstumsperspektive zu finden, muss man durch eine Phase intensiven Nachdenkens. Man muss das Erlebte in die eigene Lebensgeschichte integrieren lernen. Und die Hilfe anderer ist wichtig. Wenn das Umfeld für Wachstum aufgeschlossen ist und den Betroffenen in dieser Hinsicht unterstützt, dann ist es auch viel wahrscheinlicher, dass man daran wächst. Dann können auch ganze Familien, Gemeinschaften, Städte oder Länder Wachstum erleben"* (vgl. Haas 2016). Folgt man dieser Theorie, so kann es durchaus möglich sein, dass syrischen Flüchtlingen, trotz Kriegs- und Fluchterfahrungen, in der Lage sind, Erlebtes zu verarbeiten.

Dazu ist sicherlich eine gute sozial-psychiatrische Begleitung, wie sie z. B. in Berlin stattfindet,−wo an der *„Paolo Freie Berufsfachschule"* im Februar 2015 unter Mitwirkung der *Vivantes-Pflegekliniken* 20 Flüchtlinge ihre Ausbildung zum *Sozialassistenten* mit Schwerpunkt Pflege" begonnen haben (vgl. vgl. Station24 2016: Blickpunkt Berlin). An der Berufsfachschule werden in 780 Stunden allgemeinbildender berufsübergreifender Unterricht die Fächer Deutsch/Kommunikation, Wirtschafts- und Sozialkunde, Englisch, Mathematik, Sport/Gesundheitsförderung unterrichtet. In 1020 Stunden berufsbezogenen Lernbereich lernen die Schüler Beziehungen zu Menschen aufzubauen, sowie soziale Prozesse zu erkennen und zu begleiten, bei der Unterstützung und Pflege zu assistieren, grundlegende hauswirtschaftliche Kompetenzen zu erwerben und umzusetzen. Außerdem lernen sie musisch-kreative Prozesse kennen und in Alltagssituationen anzuwenden. Insgesamt sollen sie eine berufliche Handlungskompetenz und berufliche Identität entwickeln. Die fachpraktische Ausbildung (920 Stunden) absolvieren die Schüler bei *Vivantes.* Während der drei Praktika werden sie von Lehrkräften der *Paolo Freie Berufsfachschule* fachlich betreut (vgl. Berufsfachschule Paolo Freire, Homepage). Nach Abschluss der Ausbildung haben Absolventen die Möglichkeit, eine weitergehende Ausbildung, z. B. in Gesundheits- und Krankenpflege oder der Altenpflege zu absolvieren (vgl. Berufsfachschule Paolo Freire a. a. O.).

0   Fazit

In den beiden durchgeführten Interviews mit *Herrn Strässer* und *Herrn Hügel* (Abschnitt 2.1) wurde bereits deutlich, dass Flüchtlinge zur sozialen und beruflichen Integration reale Chancen benötigen. Diese resultieren laut *Herrn Strässer* nicht aus ökonomischen Erwägungen oder anderen Vorteilen für die Gesellschaft, sondern aus rein humanitären Erwägungen, und gehören zu den Menschenrechten. Er fordert in diesem Zusammenhang ein *„Zuwanderungsgesetz"*, welches die Rechte von Flüchtlingen und deren Bleibeperspektive sichert.

Herr Hügel kritisiert, dass in derzeitigen Arbeitsintegrationsprogrammen *„bestimmte Personenkreise im Vorhinein ausgehebelt werden"*, und zeigt sich bezüglich der Flüchtlingsintegration von allen größeren Parteien enttäuscht.

Die nach den Interviews aufgeführten Stellungnahmen zeigen, dass viele einen *„wachsenden Bedarf an Arbeitskräften im Gesundheitswesen"* in Deutschland sehen, der *„allein aus der einheimischen Bevölkerung nicht zu decken"* sei, und *„im Kreis der Migranten ein schlummerndes Potential an Arbeitskräften läge"*. *„Integration bedeute Teilhabe am Arbeitsmarkt"*.

In den Stellungnahmen wird aber auch deutlich geäußert, dass *„eine Erforschung beruflicher Vorbildung mit nachfolgenden Beschäftigungsangeboten zu diesem Zeitpunkt der fünfte Schritt vor dem ersten wäre."* *Marco Hahn* von der *Berufsfachschule Paolo Freire*, der bereits als Schulleiter Erfahrungen mit laufenden Programmen zur beruflichen Integration von Flüchtlingen hat, ist der Ansicht, dass *„Flüchtlinge unterschiedliche Erfahrungen und Kulturen mitbringen, durch die sie uns und ihre pflegerische Tätigkeit bereichern."*

In den Abschnitten 3.1 und 3.2 wurde auch deutlich, dass komplizierte verwaltungsrechtliche Hürden zu überwinden sind. Zudem ist die Vorgehensweise bei der Abwicklung der Asylverfahren, Lebensunterhalt, und Nachzugsmöglichkeiten von Angehörigen von Bundesland zu Bundesland unterschiedlich und juristisch gesehen, hoch komplex. Durch das neue *Integrationsgesetz* werden zwar einige rechtliche Hürden abgebaut, indem z. B. die *Vorrangprüfung* gelockert wird. Jedoch werden vor allem die *Wohnsitzauflage* und die *Sanktionen* von mehreren Verbänden heftig kritisiert (z. B. von *Pro Asyl* und *Diakonie*). Die *Caritas* sieht im *Integrationsgesetz* eine Benachteiligung von Flüchtlingen. Der Gesetzesentwurf erreiche *„das Gegenteil von dem, was das ursprüngliche Ziel war − nämlich die Integration von Flüchtlingen zu fördern"*. Zu viele Regulierungen, Sanktionen und Auflagen führen eher dazu, dass die Integration in die deutsche Gesellschaft erschwert werde. Letztendlich gibt es Kritik, dass Tausende Plätze in Integrationskursen fehlen. Die Aufstockung auf mehr Unterrichtsstunden helfe da zunächst wenig (vgl. Steinmetz a. a. O.). Die Flüchtlinge bringen unterschiedliche Erfahrungen und Kulturen mit, durch die sie in Pflegeteams wertvolle Dienste als Dolmetscher, Ansprechpartner und Ratgeber leisten können, wenn zukünftig mehr syrische Patienten oder arabisch sprechende Menschen in Pflegeeinrichtungen und Krankenhäusern versorgt werden müssen (siehe Abschnitt 7.4). Dies bedarf jedoch Zeit für den Spracherwerb, insbesondere in sensiblen Bereichen wie der Pflege. Zumal die sprachlichen Fähigkeiten der beruflichen Qualifikation und damit nicht zuletzt zur Sensibilisierung für die Bedürfnisse der Patienten dienen.

Das Niveau syrischer Schüler im mathematischen Bereich liegt zwar deutlich unter dem Niveau deutscher Schüler, jedoch werden von der *Zentralstelle für ausländisches Bildungswesen* syrische Schulabschlüsse relativ hoch eingeschätzt (siehe Abschnitt 3.3). Die Anforderungen an syrische Pflegeschüler, welche sich aus der neuen Pflegeausbildung ergeben, dürften bei entsprechenden Berufsvorbereitungsmaßnahmen, wie sie z. B. die *Berufsfachschule Paolo Freire* in Berlin anbietet, zu überwinden sein. Die Mitarbeiter der Einrichtung sind mit dem Umgang Kriegs traumatisierter Menschen geschult und vertraut. Auf bereits ausgebildete Pflegekräfte kann man aufgrund der schlechten Situation des Gesundheitswesens wenig hoffen, wie in Abschnitt 5 bereits festgestellt wurde.

Die Erläuterungen in Abschnitt 6 zeigten, dass es unter den syrischen Flüchtlingen zwar eine Vielzahl religiöser Überzeugungen gibt, jedoch insgesamt eine Akzeptanz untereinander vorherrscht. Die zahlreichen Abstufungen im Glauben und Religionspraxis werden in Syrien akzeptiert, so dass in multikulturellen Pflegeteams aus religiösen Überzeugungen sicherlich keine Spannungen entstehen dürften (vgl. Davis/Alchukr 2014: 5).

Eine Kernaussage der in Abschnitt 7.1 genannten Studien ist, dass sich *„Interkulturelle Beziehungen im zwischenmenschlichen Bereich verschlechtern, wenn erhebliche Sprachbarrieren vorhanden sind"*. Infolge dessen sind Deutschkurse, wie sie das neue *Integrationsgesetz* vorsieht, sehr sinnvoll.

Des Weiteren können Konflikte aus der kulturellen Verschiedenheit zwischen Syrern und Deutschen entstehen, wenn aus verschiedenen Perspektiven und individuellen Realitäten das Teamgeschehen aus unterschiedlichen Perspektiven gesehen und interpretiert werden. Diese Unterschiede könnten beispielsweise aus Geschlechterrollen und -Verhältnissen syrischer Menschen entstehen. Wie in Abschnitt 7.2 erläutert wurde, sind solche Konfliktlagen möglich.

Jedoch helfen auch hier Programme, wie das der *Berufsfachschule Paolo Freire* in Berlin, kulturelle Verschiedenheiten zu überwinden und oben genannte Konfliktlagen in späteren Berufsleben erst gar nicht entstehen zu lassen. Gleichzeitig wird auch mit Sprachkursen und Schulungen in Kommunikation späteren kommunikations- bedingten Konflikten entgegengewirkt (siehe Abschnitt 7.3). Auch einem kulturell bedingtem unterschiedlichem Pflegeverständnis und die damit verbundene Beeinträchtigung der Pflegequalität, wie das *ZePB* an der Hochschule Bremen in ihrer die Studie nachwies, wird durch solche Programme vorgebeugt. Im berufsbezogenen Lernbereich lernen die Schüler Beziehungen zu Menschen aufzubauen, sowie soziale Prozesse zu erkennen und zu begleiten. Das Programm aus Berlin kann auch bei der *Bewältigung vorhandener Traumatisierung unterstützend* und *hilfreich* sein. Die vom amerikanischen Psychologen *Tedeschi* entwickelte Hypothese (siehe Abschnitt 7.4) zeigt, dass dies im *geeigneten professionell begleiteten Setting* möglich ist.

Das bisher Genannte führt zu der Schlussfolgerung, dass in den meisten Fällen kein Weg an einer *Ausbildung von Grund auf* vorbeiführt. Ein zukünftiger Bedarf an professionellen Pflegekräften besteht zweifelsfrei (siehe Abschnitt 7.4). Jedoch ist allzu optimistischen Erwartungen einer zeitnahen Befriedigung entstehender Bedarfe an professionellen Pflegekräften eine Absage zu erteilen. Der Fachjournalist *Dr. Michael Zaddach* bringt es auf den Punkt und meint: „*So wie viele Flüchtlinge und Migranten die Chance auf ein neues Leben in Sicherheit und unter den Bedingungen einer demokratischen Gesellschaft brauchen, braucht die Pflege im Einwanderungsland Deutschland die Aussicht auf eine vor allem interkulturell ausgerichteten Aufstockung des Personalbestands*" (vgl. Station24 2016: Blickpunkt Berlin). Daraus lässt sich die Schlussfolgerung ziehen, dass Flüchtlinge in der Pflege durchaus eine Chance darstellen und eine Bereicherung für das deutsche Pflegesystem darstellen können.

9   Quellenverzeichnis

BÄK/BPtK (2015): BÄK und BPtk erarbeiten Modellprojekt zur Versorgung psychisch kranker Flüchtlinge in News des Tages – bibliomedmanager.de. URL: https://www.bibliomedmanager.de/web/guest/news/-/content/detail/15098213 [01.06.2016].

Balling, Stephan (2016): Lokal denken, global retten. In f&w führen und wirtschaften im Krankenhaus 01/2016, S. 17–19.

BAMF, Bundesamt für Migration und Flüchtlinge, Aktuelle Zahlen zu Asyl, Ausgabe : März 2016, Tabellen Diagramme Erläuterungen. URL: http://www.bamf.de/SharedDocs/Anlagen/DE/Downloads/Infothek/Statistik/Asyl/201512-statistik-anlage-asyl-geschaeftsbericht.pdf?__blob= publicationFile. pdf, 11 S. [01.06.2016].

BAMF, Bundesamt für Migration und Flüchtlinge, Aktuelle Zahlen zu Asyl, Ausgabe : Dezember 2015, Tabellen Diagramme Erläuterungen. URL: http://fluechtlingsrat-bw.de/files/Dateien/Dokumente/INFOS%20-%20Asyl-%20und%20Fluechtlingspolitik%20BRD/2015-12%20statistik-anlage-teil-4-aktuelle-zahlen-zu-asyl.pdf , 12 S. [01.06.2016].

BAMF, Bundesamt für Migration und Flüchtlinge, Asylgeschäftsstatistik, Dezember 2015, URL: http://www.bamf.de/SharedDocs/Anlagen/DE/Downloads/Infothek/Statistik/Asyl/201512-statistik-anlage-asyl-geschaeftsbericht.pdf?__blob─publicationFile, pdf, 11 S. [01.06.2016].

BAMF, Bundesamt für Migration und Flüchtlinge, Bundespressekonferenz: Vorstellung der Asylzahlen März , Datum 08.04.2016. URL: http://www.bamf.de/SharedDocs/Meldungen/DE/2016/20160408-pk-asylgeschaeftsstatistik-maerz.html. [01.06.2016].

Beheri, W. (2009): Diversity in Nursing Effects on Nurse-Nurse Interaction, Job Satisfaction, and Turnover. In *Nursing Administration Quarterly,* 33/3, S. *216–226.*

Beivers, Andreas (2015): Hereinspaziert! In f&w führen und wirtschaften im Krankenhaus 10/2015, S. 801–803.

Berufsfachschule Paolo Freire (2016): Homepage. Ausbildungsinhalte. URL: http://www.pflege-lernen.org/ausbildungsinhalt.html [01.06.2016].

BMFSFJ, Bundesministerium für Gesundheit, Familien, Senioren, Frauen und Jugend (2015): Referentenentwurf - Reform der Pflegeausbildung im

Überblick, Entwurf des Pflegeberufsgesetzes. In *Die Schwester Der Pfleger* 55. Jahrg. 1/16, S. 90 u. 91.

Bundesministerium des Innern (2014): Nachrichten, Deutschland nimmt mehr syrische Flüchtlinge auf. URL: http://www.bmi.bund.de/SharedDocs/ Kurzmeldungen/DE/2014/06/aufnahme-syrische-fluechtlinge.html; jsessionid=450969FF184CDA233475F431B1EED6CB.2_cid364 [01.06.2016].

Chang, Y.K./Hughes, L.C./Mark, B. (2006): Fitting in or standing out: nursing workgroup diversity and unit-level outcomes. In *Nursing research* 55/6, S. 373–380.

Davis, Rochelle/Alchukr, Raya u. w. Mitarbeiter (2014) in *COR Cultural Orientation Resource Center*, Flüchtlinge aus Syrien. URL: http://resettlement.eu/sites/icmc.ttp.eu/files/cal_syrianbackgrounder_DE. pdf, 17 S. [12.07.2016].

Deutscher Bundestag (2014), Drucksache 18/3627, URL: http://dip21.bundestag.de/dip21/btd/18/036/1803627.pdf, 20 S. [01.06.2016].

Deutscher Bundestag (2015), Drucksache 18/5799, S. 3.URL: http://dip21.bundestag.de/dip21/btd/18/057/1805799.pdf, 20 S. [01.06.2016].

Deutscher Bundestag (2015), Drucksache 18/6860, S. 40. URL: http://dip21.bundestag.de/dip21/btd/18/068/1806860.pdf, 80 S. [01.06.2016].

DGPM (16.12.2015): Verzögerte Integration macht Flüchtlinge krank, in News des Tages – bibliomedmanager.de. URL: https://www.bibliomedmanager.de/web/guest/news/- /content/detail/16167653 [01.06.2016].

Die Bundesregierung (2015): Europäischer Sozialfonds, Pflegeberuf –Perspektive für Flüchtlinge, URL: https://www.bundesregierung.de/Content/DE/Artikel/2015/06/2015-06-25- fluechtlinge-in-pflegeberufe-bridges.html [01.06.2016].

Die Bundesregierung, Anordnung des Bundesministeriums des Innern gemäß § 23 Absatz 2, Absatz 3 i. V. m § 24 Aufenthaltsgesetz zur vorübergehenden Aufnahme von Schutzbedürftigen aus Syrien und Anrainerstaaten Syriens vom 30. Mai 2013. URL: https://mediendienst-integration.de/fileadmin/

Dateien/130530_Aufnahmeanordnung_syrische_Flu__chtlinge_endg.pdf, 5 S. [01.06.2016].

Die Bundesregierung, Anordnung des Bundesministeriums des Innern gemäß § 23 Absatz 2, Absatz 3 i. V. m § 24 Aufenthaltsgesetz zur vorübergehenden Aufnahme von Schutzbedürftigen aus Syrien und Anrainerstaaten Syriens sowie Ägypten vom 23. Dezember 2013. URL: http://www.bamf.de/SharedDocs/Meldungen/DE/2014/20140310-aufnahme-syrien.html. pdf, 5 S. [01.06.2016].

Die Welt (2016): Politik Fachkräftemangel −Migrantinnen in der Altenpflege. URL: http://www.welt.de/politik/deutschland/article152037110/Migrantinnen-in-die-Altenpflege.html [01.06.2016].

Dreachslin, J.L./Hunt, P.L./Sprainer, E. (2000): Workforce diversity: implications fort he effectiveness of health care delivery teams. In *Social Science Medicine* 50/10, S.1403−1414.

EU-Lex (2013): Access to European Union Law, Amtsblatt L180 der Europäischen Union URL:http://eur-lex.europa.eu/legal-content/DE/ALL/?uri=OJ:L:2013:180:TOC [01.06.2016].

Frontex (2015): Fran Quarterly, Quarter 3; July-September 2015, URL: http://frontex.europa.eu/assets/Publications/Risk_Analysis/FRAN_Q3_2015.pdf, 38 S. [01.06.2016].

Graalmann, Jürgen (2016): Deutscher Pflegetag 2016: Pflegeberufe Aufwerten. URL: https://deutscher-pflegetag.de/medien/presseservice/pressemeldungen/deutscher-pflegetag-2016-pflegeberufe-aufwerten.html [01.06.2016].

Greive, Martin (2015): Der unbekannte Bewerber. In GesundheitsWirtschaft 05/2015. BibliomedManager, Fachbibliothek Wissensmanagement. URL: https://www.bibliomedmanager.de/web/guest/analyse/-/content/detail/14898588 [01.06.2016].

Grether, Thomas (2010): Multikulturelles Miteinander. In f&w führen und wirtschaften im Krankenhaus 01/2010, S. 28−29.

Haas, Michael (2016): Psychologie, Wie Menschen an einem Trauma wachsen, Interview mit *Richard Tedeschi* in Süddeutsche Zeitung URL: http://www.sueddeutsche.de/wissen/psychologie-wie-menschen-an-einem-trauma-wachsen-1.2982241 [06.05.2016].

Habermann, M.; Cramer, H. (2012): Migration von Health Professionals und Patientensicherheit. In: Kirch, W.; Pfaff, H. (Hrsg.): Prävention und Versorgung, Thieme Stuttgart, S. 622–633.

Habermann, M.; Schenk, L.; Albrecht, N. J.; Gavranidou, M.; Lindert, J.; Butler, J. (2009): Planning and controlling care services for elderly migrants. An analysis of health-care reporting in nursing homes at home. In: *Gesundheitswesen* 71/6, S. 363–367.

Madler Mucciolo, L. (1993): Multikulturelle Zusammenarbeit in der Pflegepraxis. In *Pflege* 6/1, S.13–21.

Madler Mucciolo, L. (2003): Multikulturelle Zusammenarbeit in der Pflegepraxis. In Zielke-Nadkarni, A./Schwepp, W. (Hrsg.) Pflege im kulturellen Kontext: Positionen, Forschungsergebmisse, Praxiserfahrungen. Bern: Huber; 2003, S. 187–207.

Mediendienst Integration (2015): EU-Asylpolitik. Nur einige EU-Länder wollen helfen. URL:https://mediendienst-integration.de/artikel/fluechtlingspolitik-eu-staaten-einigen-sich-nur-auf-verteilung-eines-teils-der-fluechtlinge-in-der-u.html, [01.06.2016].

Mediendienst Integration (2016): Syrische Flüchtlinge. URL: http://mediendienst-integration.de/migration/flucht-asyl/syrische-fluechtlinge.html, [01.06.2016].

Mitteldeutsche Zeitung (2016): Halle IWH-Chef Reint Gropp: „ Flüchtlinge sind ein Glücksfall". URL: http://www.mz-web.de/wirtschaft/halle--iwh-chef-reint-gropp---fluechtlinge-sind-ein-gluecksfall---23656442, [02.03.2016].

O´Brien, T./Ackroyd; S. (2012): Understanding the recruitment and retention of overseas nurses: realist case study research in National Health Service Hospitals in the UK. In Nursing Inquiry 2012; 19/1, S. 39–50.

PRO ASYL (29.11.2015): Fachnewsletter. Das Dublin-Verfahren ist in der Praxis obsolet. URL: https://www.proasyl.de/fachnewsletter-beitrag/das-dublin-verfahren-ist-in-der-praxis-obsolet/ [01.06.2016].

Stagge, Maya (2016), Multikulturelle Teamarbeit, International, kultursensibel und professionell. In CNE.fortbildung 2/2016 S. 8 –12. URL: https://cne.thieme.de/cne-webapp/r/training/learningunits/details/ 10.1055_s-0035-1570181 [24.05.2016].

Stagge, Maya (2016): Multikulturelle Teams in der Altenpflege. Eine qualitative Studie, Springer Wiesbaden 2016.

Station24.Praxis Wissen Pflege (2015): Anzeichen auf posttraumatische Belastungsstörungen bei Flüchtlingen. URL: https://www.station24.de/web/guest/news/-/content/detail/15480092 [01.06.2016].

Station24.Praxis Wissen Pflege (2015): Flüchtlingsversorgung. Hilfe zur Selbsthilfe. URL: https://www.station24.de/web/guest/gesundheitspolitik/-/content/detail/15327166 [01.06.2016].

Station24.Praxis Wissen Pflege (2015): Positionen – Flüchtlinge in der Pflege. URL: https://www.station24.de/web/guest/pflegestimmen/-/content/detail/14634451 [01.06.2016].

Station24.Praxis Wissen Pflege (2016): Blickpunkt Berlin –Personalakquisition: Langer Atem statt Zweckoptimismus. URL: https://www.station24.de/web/guest/gesundheitspolitik/-/content/detail/18642114.html [01.06.2016].

Steinmetz, Vanessa (2016): Integrationsgesetz. Das sollen Flüchtlinge künftig leisten. In Spiegel Online (24. Mai 2016) URL: http://www.spiegel.de/politik/deutschland/integrationsgesetz-der-koalition-wird-verabschiedet-das-steht-drin-a-1093836.html [Stand: 01.06.2016].

Teigeler, Brigitte (2015): Flüchtlinge in Deutschland „Viele sind traumatisiert", Interview mit *Dr. Denis Aguiar Pineda* in Die Schwester Der Pfleger 10/2015, S. 36.

Teigeler, Brigitte (2016): Perspektive Pflege? Berufliche Integration von Flüchtlingen. In: *Die Schwester Der Pfleger*, 55. Jgg. 1, S. 12–17

Töpfer, Anne (2011): Der Pflege gehen die Kräfte aus. In: *Gesundheit und Gesellschaft*, Jgg. 14, H. 7/8, S. 16.

von Radetzky,Marie-Claire/Stoewe, Kristina (2016): Flüchtlinge Bildungsstand syrischer Flüchtlinge . 5 Gerüchte auf dem Prüfstand in IW-Kurzberichte 20.2016, Hrsg: Institut der deutschen Wirtschaft Köln URL: https://iwkoeln.de/_storage/asset/280595/storage/master/file/9349072/download/Syrische%20Fl%C3%BCchtlinge_%20IW-Kurzbericht.pdf, 3 S. [01.06.2016].

Wiederschein, Harald (2015): Religion, Kultur, Bildung: Wer sind eigentlich unsere neuen Nachbarn aus Syrien? In *Focus Online* [20.10.2015]. URL: http://www.focus.de/wissen/mensch/fluechtlinge-in-deutschland-religion-kultur-bildung-wer-sind-eigentlich-unsere-neuen-nachbarn-aus-syrien_id_5014713.html [01.06.2016].

Worbs, Susanne/Bund, Eva (2016): Asylberechtigte und anerkannte Flüchtlinge in Deutschland, Qualifikationsstruktur, Arbeitsmarktbedingungen und Zukunftsorientierungen in BAMF-Kurzanalyse, Ausgabe 1/2016 der Kurzanalysen des *Forschungszentrums Migration, Integration und Asyl* des *Bundesamtes für Migration und Flüchlinge*, URL: http://www.bamf.de/SharedDocs/Anlagen/DE/Publikationen/Kurzanalysen/kurzanalyse1_qualifikationsstruktur_asylberechtigte.pdf?__blob= publicationFile, pdf [Stand 11.01.2016], 11 S. [01.06.2016].

Zhou, Y./Windsor, C./Theobald, K./Coyer, F. (2011): The concept of difference and experience of China-educated nurses working in Australia: A symbolic interactionistexploration. In International Journal of Nursing Studies 2011/48, S.1420–1428.